CONTRIBUTION A L'ÉTUDE

DES RAPPORTS MORBIDES

DE

L'ŒIL ET DE L'UTÉRUS

ŒIL UTÉRIN

PAR

Le Dr Charles JANOT

ANCIEN EXTERNE DES HÔPITAUX (CONCOURS 1888)

PARIS

ANCIENNE LIBRAIRIE GERMER BAILLIÈRE ET Cie

FÉLIX ALCAN, ÉDITEUR

108, BOULEVARD SAINT-GERMAIN, 108

1892

CONTRIBUTION A L'ÉTUDE

DES RAPPORTS MORBIDES

DE

L'ŒIL ET DE L'UTÉRUS

ŒIL UTÉRIN

CONTRIBUTION A L'ÉTUDE

DES RAPPORTS MORBIDES

DE

L'ŒIL ET DE L'UTÉRUS

ŒIL UTÉRIN

PAR

Le Dr Charles JANOT

ANCIEN EXTERNE DES HÔPITAUX (CONCOURS 1888)

PARIS

ANCIENNE LIBRAIRIE GERMER BAILLIÈRE ET Cie

FÉLIX ALCAN, ÉDITEUR

108, BOULEVARD SAINT-GERMAIN, 108

1892

INTRODUCTION

Les troubles oculaires d'origine utérine n'étaient connus que par un certain nombre de travaux épars, lorsque S. Cohn réunit dans un ouvrage les principales théories et des observations qui établissaient nettement les rapports de l'œil et de l'utérus. Ce livre permettait d'envisager la question dans son ensemble et d'éviter de nombreuses recherches grâce à une bibliographie à peu près complète; mais une nouvelle théorie, qui faisait jouer un rôle important à l'infection, lui enlevait, bientôt après, son cachet d'actualité. Quelques travaux ont paru alors, cherchant à préciser la pathogénie des troubles oculaires d'origine utérine, de sorte qu'aujourd'hui le travail de S. Cohn, sans perdre de son importance, présente une lacune.

Nous avons pensé qu'il serait utile de reprendre en France le travail qui avait été fait par l'auteur allemand, complétant, autant que possible, ses recherches antérieures à 1890 et ajoutant les nouvelles théories depuis la communication de Trousseau jusqu'à ce jour.

Nous n'avons pas la prétention de trancher le débat, ne nous reconnaissant pas la compétence nécessaire. Nous avons porté toute notre application à réunir un grand nombre de faits, qui prouvent le rapport entre les troubles oculaires et les états physiologiques et pathologiques de l'utérus, à grouper les principales théories qui en expliquent la pathogénie, et surtout à donner une bibliographie complète. Notre but est d'éviter ainsi à d'autres de longues recherches.

Nous n'étudions que les rapports directs de l'œil et de l'utérus, laissant de côté les troubles, qui dépendent plutôt d'une maladie spéciale, telle que l'albuminurie, l'infection puerpérale et la maladie de Basedow. Les troubles hystériques n'entrent pas aussi dans le cadre de notre travail. Ils seront l'objet d'une étude spéciale qui sera publiée prochainement par un de nos camarades.

Nous avons adopté le plan général suivant :

Chapitre I. — Historique.
Chapitre II. — États physiologiques de l'utérus.
a. Menstruation normale.
b. Puberté.
c. Ménopause.
d. Grossesse.
e. Accouchement.
f. État puerpéral.
Chapitre III. — États pathologiques de l'utérus.
a. Menstruation anormale.
b. Aménorrhée.
c. Dysménorrhée.
d. Avortement.
e. Affections de l'utérus.
Chapitre IV. — Pathogénie.
Chapitre V. — Diagnostic.
Chapitre VI. — Pronostic.
Chapitre VII. — Traitement.
Chapitre VIII. — Conclusions.

En suivant ce plan, nous avons voulu éviter la confusion que l'on rencontre quelquefois dans le livre de S. Cohn. Il est vrai qu'il se basait sur des théories pathogéniques que nous n'admettons pas dans tous les cas. C'est ainsi qu'il considère les troubles de la menstruation comme cause principale des lésions oculaires, par la congestion et l'anémie, tandis qu'en admettant la théorie infectieuse, l'aménorrhée et la dysménorrhée deviennent souvent, à notre point de vue, une cause secondaire favorisant l'introduction des germes septiques.

Avant d'aborder notre sujet, qu'il nous soit permis de dire l'émotion que nous éprouvons au moment de quitter les bancs de l'École de Montpellier. Nous ne saurions oublier l'accueil bienveillant que nous avons reçu de Maîtres éminents, soit à la Faculté, soit pendant nos années d'externat.

C'est avec un sentiment de profonde reconnaissance que nous prions M. le professeur Truc de recevoir nos plus sincères remerciements pour ses conseils éclairés, qui nous ont permis de mener à bien la confection de ce travail. Il nous a été donné de suivre, comme externe ses savantes leçons, et de recevoir, dans la Clinique ophtalmologique, un enseignement à la fois pratique et élevé. Nous lui exprimons notre plus vive gratitude pour son extrême bienveillance et pour l'honneur qu'il nous fait en acceptant la présidence de notre Thèse.

Nous avons eu pour maîtres M. le professeur Grasset dans la Clinique médicale, et M. le professeur Dubrueil dans la Clinique chirurgicale. Nous sommes fier d'avoir été guidé dans nos études par leurs savants conseils. Nous les prions de recevoir l'assurance de notre sincère reconnaissance pour l'intérêt qu'ils nous ont toujours témoigné.

En médecine légale, il nous a été donné de suivre l'enseignement élevé de M. le professeur Jaumes. Nous avons reçu de ce Maître de nombreuses marques de sympathie, que nous ne saurions oublier. Qu'il daigne agréer nos sentiments les plus reconnaissants et les plus dévoués.

Nous adressons nos plus sincères remerciements à M. le professeur agrégé Sarda, pour l'intérêt qu'il nous a toujours témoigné. Ayant été appelé à remplir les fonctions d'interne sous sa direction et ayant suivi son enseignement sur la pathologie interne à la Faculté, nous avons pu apprécier son haut savoir et sa bienveillance à l'égard des élèves. Il a droit tout particulièrement à notre vive reconnaissance, que nous sommes heureux de lui témoigner en cette occasion.

Enfin il nous faudrait citer tous les Maîtres de la Faculté, MM. les professeurs agrégés Brousse, Estor, Ville, Gilis, etc., pour compléter la liste de ceux qui ont droit à nos meilleurs souvenirs.

CONTRIBUTION A L'ÉTUDE

DES RAPPORTS MORBIDES DE L'ŒIL ET DE L'UTÉRUS

ŒIL UTÉRIN

CHAPITRE PREMIER

Historique

On a publié peu de travaux complets sur les lésions oculaires provenant de l'utérus. Il faut remonter à une époque assez récente pour trouver des études offrant une certaine importance sur ce sujet. Ce n'est pas qu'on n'ait noté depuis longtemps l'influence de l'utérus sur les divers organes de la femme. Déjà Hippocrate avait dit : « Propter uterum, mulier tota morbus est. » Cet organe était considéré comme jouant un rôle prépondérant dans la vie de la femme, et on connaissait les désordres graves que pouvaient entraîner la suppression des règles, la grossesse. Encore il n'est pas spécifié que la fonction physiologique et l'état pathologique de l'utérus aient une action particulière sur l'appareil visuel. Cette action est mise en lumière d'une façon précise pour la première fois par Pechlinus (76) [1], en 1691, dans une simple observation. Il y est parfaitement établi que la cécité

[1] Les numéros placés à la suite des noms d'auteur représentent les numéros correspondants de l'index bibliographique.

apparut au moment où une jeune fille attendait en vain son époque menstruelle.

Un travail d'Alberti (Michaël) (1) : « Dissertatio de visus obscurationc à partu », paru en 1732, montre l'influence de l'accouchement sur l'organe de la vision.

Plus tard, tous les traités d'ophtalmologie relatent la suppression des règles, la dysménorrhée, l'aménorrhée, comme des causes d'affections oculaires.

A.-P. Demours (23), un des auteurs les plus anciens qui ait publié un Traité des maladies des yeux, avait observé la *goutte sereine* chez plusieurs malades par suite de la suppression des règles.

« La suppression des règles, dit-il, est une cause très fréquente d'amaurose ; cette maladie cède le plus ordinairement, quand l'aménorrhée cesse promptement ou que la première apparition des menstrues ne tarde point trop, s'il s'agit de jeunes filles non encore réglées. »

On trouve ensuite un grand nombre d'observations éparses dans les diverses publications. Quelques travaux plus importants viennent établir un certain ordre dans les rapports de l'œil et de l'utérus, mais il faut arriver en 1890 pour rencontrer un ouvrage complet sur la question.

Salo Cohn (16), dans son livre : *Darstellung der Funktionen und Krankheiten des Weiblichen Geschleschtsapparates in ihrem pathogen Einfluss auf das Sehorgan*, a cherché à rassembler à peu près tout ce qui avait paru sur le sujet et à grouper toutes les lésions oculaires qui peuvent survenir, soit dans les états physiologiques, soit dans les états pathologiques de l'utérus.

Il passe en même temps en revue les diverses théories qui ont été émises pour expliquer la pathogénie des troubles oculaires.

Jusqu'alors deux éléments principaux : la congestion et

l'anémie, entrent en jeu pour expliquer les affections de l'organe visuel.

Il semblait que le dernier mot était dit, lorsque Trousseau (98), dans une communication à la Société d'ophtalmologie, fit entrer enligne de compte un nouvel élément : l'infection; Gendron (37), dans sa Thèse, soutint les idées de son Maître, et peu de temps après de Wecker (101), Grandclément (41) et M. le professeur Truc (99) ont apporté de nouvelles preuves à l'appui de la nouvelle théorie.

D'après tous ces auteurs, les lésions inflammatoires du tractus uvéal nécessiteraient l'introduction dans l'organisme de germes infectieux. Les éléments pathogènes peuvent pénétrer facilement soit par suite de la desquamation épithéliale de l'utérus au moment de la menstruation, soit par une plaie : ulcère du col, avortement, accouchement. Les micro-organismes sont très nombreux dans le voisinage de l'utérus, dans les replis du vagin, dans les culs-de-sac. La plaie utérine leur offre une porte d'entrée dans le torrent circulatoire et l'œil très sensible, ou devenu souvent un *locus minoris resistentiæ* par suite d'une diathèse, subit leur action pathogène avec plus ou moins d'intensité.

Cette différence dans l'intensité de l'inflammation, qui fait que le tractus uvéal est attaqué en totalité ou en partie, a donné lieu à diverses dénominations. C'est ainsi que Grandclément distingue l'uvéite de l'iritis et de l'irido-choroïdite. Ou bien se basant sur la cause, Trousseau décrit l'irido-choroïdite cataméniale et de Wecker l'iritis métritique.

Tel est l'état actuel de la question : on admet généralement que l'infection joue un rôle important dans les affections du tractus uvéal en rapport avec les troubles utérins. Le désaccord n'existe que sur la nature des micro-organismes et sur la nécessité d'une diathèse syphilitique ou rhumatismale.

CHAPITRE II

États physiologiques de l'utérus

a). Menstruation normale.

Lorsque la menstruation est normale, c'est-à-dire qu'elle se produit à des époques régulières et que la quantité de sang perdu n'est ni trop grande ni trop petite, elle s'accompagne toujours de phénomènes généraux, de malaise, de lassitude, de tension des seins, de phénomènes nerveux plus ou moins accentués. En somme, l'organisme tout entier souffre pendant toute la durée de l'époque menstruelle.

L'organe de la vision semble, dans bien des cas, présenter une sensibilité particulière et subit des troubles souvent sérieux. Mais, avant d'étudier les troubles qui portent sur les diverses parties de l'œil, il est intéressant de savoir si la menstruation normale exerce une influence sur la fonction de cet organe, en un mot si la réfraction reste intacte et si le champ visuel a la même étendue que dans l'intervalle des règles.

Il était difficile de faire une étude complète et précise à ce sujet, étant donné que les expériences devaient porter sur un grand nombre de femmes, bien portantes, sans hystérie, sans maladie pouvant influencer la fonction de l'œil, et que ces expériences devaient être continuées pendant un certain nombre de périodes menstruelles. Aussi trouve-t-on peu de renseignements à ce sujet.

Finkelstein (31) est le seul qui ait publié le résultat de ses recherches. Il fit des expériences sur 20 femmes de 19 à 33 ans, bien portantes, et arriva aux conclusions suivantes :

1° Pendant la période, il se produit une diminution du champ visuel ;

2° Cette diminution commence deux à trois jours avant le commencement de la perte, elle atteint sa plus grande intensité le troisième ou le quatrième jour de la menstruation et diminue peu à peu jusqu'au septième ou huitième jour de la période ;

3° La diminution diffère suivant les individus. Ordinairement elle est plus forte dans les cas où des malaises, des maux de tête, des battements de cœur, d'autres symptômes nerveux ou une abondante perte de sang compliquent les menstrues ;

4° La diminution du champ visuel existe non seulement pour le blanc, mais aussi pour le vert, rouge et jaune ;

5° Dans 20 % des observations, le sens des couleurs était dérangé, pendant la durée citée, pour le vert (ce vert fut désigné comme jaune);

6° L'acuité visuelle centrale n'était que légèrement affaiblie et s'élevait à son état normal après la cessation des menstrues ;

7° La réfraction restait intacte.

« Aussi faibles que soient ces affections, dit S. Cohn, il n'est pas douteux que la menstruation normale peut exercer une influence funeste sur les fonctions de l'œil sain. »

Nous voyons donc que la fonction visuelle se lie étroitement au flux menstruel. Si les expériences de Finkelstein sont exactes, la diminution du champ visuel accompagnerait toujours la menstruation normale et pourrait, à la rigueur, être considérée comme un état physiologique. Nous verrons du reste qu'elle suit les variations qui se produisent dans l'apparition des règles et qu'elle est plus accentuée dans la dysménorrhée.

Les lésions qui intéressent les différentes parties de l'œil sont plus nettement démontrées. Il n'est pas rare de voir survenir, au moment des règles, des éruptions eczémateuses, herpétiques, sur diverses parties du corps; de même Deval (27) fait remarquer qu'il est commun de voir paraître des orgeolets aux mêmes époques.

Il rapporte un cas d'orgeolet périodique précédant l'apparition des règles et dont la malade ne fut débarrassée qu'en facilitant les règles par de l'aloès à la dose de $0^{gr},40$ pendant un mois.

La lésion ne se limite pas toujours aux paupières et peut se porter sur la cornée.

Rausohoff (81) observa une femme de 28 ans, qui souffrait à chaque époque menstruelle d'une affection analogue à l'herpès cornéen, de nature tropho-neurotique.

Une observation, recueillie à la Clinique de M. Teillais de Nantes, par Lerat (55), démontre bien les phénomènes de cet ordre qui peuvent survenir :

PREMIÈRE OBSERVATION (Lerat, 55).

Mme P..., du Loroux (Loire-Inférieure), est âgée de 26 ans, elle paraît jouir d'une bonne constitution et a toutes les apparences de la santé. Depuis qu'elle est mariée, jamais elle n'a été malade et elle a deux enfants bien portants. Ses règles ont apparu vers l'âge de 15 ans, elles ont toujours été régulières et faciles. L'écoulement dure en moyenne trois jours et s'établit sans provoquer de malaise. Depuis deux ans, cependant, la malade a remarqué qu'à chaque époque et un peu avant que les règles viennent, elle ressent un picotement, une chaleur incommodes ; en même temps se manifeste un peu d'hyperémie avec tuméfaction du bord ciliaire des paupières.

Puis, l'éruption des règles se faisant, tout disparaît peu à peu, tout s'apaise. Il est à remarquer que les poussées de blépharite se font tantôt à gauche, tantôt à droite, mais elles coïncident toujours avec les époques.

La dernière fois, au moment de ses règles, 22 janvier, Mme P... constata que le picotement qu'elle ressent périodiquement chaque mois n'était pas borné cette fois-ci aux paupières ; la sensation qu'elle éprouvait lui avait fait croire qu'elle avait reçu un grain de sable dans l'œil. Le besoin de cligner les paupières se faisait sentir plus fréquemment qu'à l'état normal.

Dès le lendemain apparut un peu de photophobie avec larmoiement. C'est alors qu'elle se présenta à la Clinique.

A l'examen de l'œil, on put constater qu'une petite vésicule s'était développée sur le limbe de la conjonctive à l'union de la sclérotique et de la cornée. Tout autour, la muqueuse était légèrement injectée et gonflée. La rougeur due à la vascularisation affectait la forme d'un triangle dont le sommet répondait à la phlyctène.

Pour favoriser la rupture de la vésicule et hâter la guérison, la pommade à l'oxyde jaune fut employée et le surlendemain la rougeur commençait à s'effacer, et bientôt la petite ulcération, qui succéda à la rupture de la vésicule, se répara sans laisser de traces.

La kérato-conjonctivite a été observée dans bon nombre de cas semblables, mais l'observation précédente démontre suffisamment l'influence de la menstruation sur les paupières et la cornée.

La menstruation normale a moins souvent une influence sur la rétine et le nerf optique. Leber a rapporté un cas de papillite aiguë avec hémorrhagie de la rétine; nous le relevons dans S. Cohn :

OBSERVATION II (Trad. inéd., Leber, 54, *in* S. Cohn, 16, pag. 13[1])

Leber a observé chez une dame menstruée normalement, à côté d'une hémorrhagie périphérique dans la rétine, une papillite aiguë avec une prédominance énorme des veines tortueuses. Le calibre normal des artères seul distinguait l'image de ce qui n'existe ordinairement que dans les tumeurs cérébrales. L'acuité visuelle n'était dérangée que passagèrement à cet œil et redevint plus tard presque normale sans que se produisît une coloration blanche de la papille. L'autre œil était aveuglé par une bandelette de tissu couenneux dans le cristallin, et dans la rétine par un détachement de cette dernière.

[1] Nous avons traduit l'ouvrage de S. Cohn avec le concours de M. F. Schneider, professeur d'allemand. Nous lui adressons nos plus vifs remerciements.

La malade se réjouissait d'une santé florissante, ne souffrait pas de maux de tête, mais de temps à autre avait des battements de cœur et des angoisses sans changement au cœur. L'atteinte répétée de l'affaiblissement de la vue coïncida presque toujours avec la menstruation, d'ailleurs normale. L'enflure énorme de la papille gauche fut attribuée à des hémorrhagies dans l'enveloppe du nerf optique et au refoulement qui en dépend.

On voit bien par cette observation que les troubles des parties profondes de l'œil sont en rapport avec les règles. L'affaiblissement de la vue se produit, en effet, à chaque époque menstruelle, et on ne peut l'expliquer par de simples battements de cœur avec des angoisses.

C'est le seul cas où l'on ait constaté par l'image ophtalmoscopique une lésion de la rétine et de la papille, mais on a pu observer l'hémiopie et l'hémianopsie, sans que l'ophtalmoscope révélât de lésion du fond de l'œil. Ce trouble oculaire a été observé par Chevallereau, qui rapporte le cas suivant :

OBSERVATION III (Chevallereau, 13).

Mme C..., 24 ans, vient, le 19 avril 1889, à la consultation de la Clinique des Quinze-Vingts. Cette jeune femme, grande et forte, présente tous les attributs de la meilleure santé et, en effet, ses antécédents pathologiques sont peu fournis.

Née à Paris d'un père et d'une mère encore très bien portants tous les deux, elle a commencé à être réglée à 14 ans et elle l'a toujours été régulièrement depuis cette époque. A l'âge de 16 ans, elle a eu une atteinte de rhumatisme articulaire aigu ; trois autres atteintes de rhumatisme ont succédé à la première, mais à peu d'intervalle, car le tout n'a duré qu'un an ; et depuis l'âge de 17 ans, Mme C... n'a plus rien eu qui ressemble à des douleurs rhumatismales.

Comme autre phénomène pathologique survenu pendant sa vie de jeune fille, Mme C... en signale un seul, mais très singulier. Il lui arrivait assez souvent, dit-elle, de ne pas distinguer la moitié inférieure des objets ; ce trouble de la vue se montrait toujours sur un seul œil, mais tantôt le droit, tantôt le gauche ; cela durait quelques minutes.

Ce phénomène pouvait rester huit jours sans revenir, puis parfois il revenait vingt fois dans la même journée. Ajoutons que cette hémianopsie se produisait surtout à l'époque des règles, quoique celles-ci ne présentassent rien de particulier. Dans l'intervalle de ces petites crises, la vue reprenait toute son intégrité.

Mme C... s'est mariée à l'âge de 20 ans. Elle est accouchée le 2 septembre 1887, après une grossesse parfaitement normale.

Le Dr Berthelot, qui soignait la malade à cette époque, nous a donné sur ce point les renseignements suivants :

L'accouchement fut normal, mais l'extraction du placenta adhérent fut très difficile et s'accompagna d'une hémorrhagie très considérable qui alla jusqu'à la syncope. Le dixième jour, il y eut un frisson assez violent qui fit craindre des complications péritonéales, mais ce frisson ne se reproduisit pas.

Le dixième jour, Mme C... fut prise d'aphasie avec perte de mémoire complète, surtout pour les substantifs ; cet état dura un mois. Le trouble intellectuel était tel que, pendant ce temps, la malade ignorait qu'elle fût mère et même qu'elle fût mariée. Elle put se lever au bout de six semaines, ayant encore de l'affaiblissement de la mémoire et de la difficulté à s'exprimer.

Trois mois après son accouchement, elle eut une fièvre typhoïde classique, mais à forme adynamique grave ; chose curieuse, au deuxième jour de cette fièvre typhoïde, il y eut une poussée d'urticaire qui disparut subitement pour laisser la fièvre typhoïde suivre son évolution normale.

Lorsque l'intelligence redevint nette, Mme C..., remarqua qu'elle ne voyait pas du tout à sa droite, la moitié droite des objets lui échappait complètement. Le Dr Miquel essaya assez longtemps d'un traitement tonique, puis, n'obtenant aucun résultat il nous adressa cette malade aux Quinze-Vingts.

L'examen fonctionnel montre ce qui suit : le fonctionnement de tous les muscles de l'œil est parfaitement normal, l'examen extérieur ne montre aucune anomalie ; l'acuité visuelle est égale à 1. Le sens des couleurs est intact.

Le champ visuel a été pris une quinzaine de fois depuis cette époque et toujours le résultat a été à peu près exactement le même; les quelques variations observées paraissent tenir, non pas à l'état réel de la malade, mais à la position de sa tête et peut-être au degré d'attention de l'élève qui faisait la campimétrie.

Ainsi, dans les deux yeux, la moitié gauche du champ visuel est à peu près normale, plutôt un peu rétrécie. La moitié droite du champ visuel n'est pas complètement atteinte, mais la vision s'arrête à 15° à droite de la ligne médiane ; à partir de ce point, la limite de son champ visuel est représentée par une ligne qui, pour l'œil gauche, se dirige obliquement en dehors pour rejoindre la ligne médiane à 50° en haut, à 30° en bas ; pour l'œil droit, cette ligne de séparation rejoint la ligne médiane à 45° en haut, à 45° en bas. Cette ligne de séparation offre encore cette particularité que dans le voisinage de la ligne horizontale, elle forme un arc de cercle assez régulier à concavité dirigée à gauche, tandis que plus haut et plus bas cette ligne devient à peu près droite.

Dans tout le champ visuel, délimité comme ci-dessus, l'acuité est normale ; en dehors de cette ligne de séparation la cécité est absolue.

L'examen ophtalmoscopique est complètement négatif ; la pupille réagit fort bien à la lumière, les milieux sont très transparents, et il n'y a aucune lésion appréciable des membranes ; il y a une hypermétropie légère, d'une demi-dioptrie.

Mme C... est très gênée par cette infirmité, elle voit très bien devant elle, elle peut sans difficulté lire, écrire et se livrer à toutes ses occupations habituelles, mais elle ne voit pas à sa droite et ne peut, par exemple, traverser seule la place de la Bastille, ni même marcher sur un trottoir dans une rue un peu fréquentée.

Ce qui est intéressant dans ce cas, c'est que le trouble oculaire, se reproduisant d'abord à certains intervalles et surtout au moment des règles, devient à une certaine époque persistant. Dans les observations précédentes, les lésions ne se manifestaient qu'avec la menstruation et disparaissaient avec elle. Nous avons vu que des lésions assez graves telles que la papillite, l'hémorrhagie rétinienne, le décollement de la rétine, n'avaient pas empêché l'acuité visuelle de redevenir normale. Ici on ne peut constater aucune lésion apparente, mais l'hémianopsie est tenace et l'on ne peut obtenir la guérison.

Les inflammations du tractus uvéal se rencontrent plus souvent. Les iritis, les irido-choroïdites sont fréquentes. Ce sont, en effet, l'iris et la choroïde qui semblent avoir les rapports les plus intimes avec l'utérus, car, ainsi que nous le verrons dans la suite, le tractus uvéal est la partie de l'œil le plus souvent atteinte dans les divers états physiologiques et pathologiques de l'utérus.

Deux observations de Puech démontrent bien l'influence de la menstruation normale dans la production d'iritis.

OBSERVATION IV (Puech, 78).

Mme B..., 26 ans, sans antécédents héréditaires bien marqués, a eu à l'âge de 21 ans une légère attaque de rhumatisme articulaire qui dura une huitaine de jours. Après le sevrage de son premier enfant, première poussée d'iritis coïncidant avec la réapparition des menstrues. Pendant cinq mois, trois poussées survenant quelques jours avant ou dans les premiers jours de l'époque, pour s'atténuer d'une façon remarquable une fois celle-ci terminée.

OBSERVATION V (Puech, 78).

Mme V..., 31 ans, chloro-anémique, a eu, en juillet 1888, une première poussée de kératite phlycténulaire à gauche. Deux mois après et au moment des règles, nouvelle poussée compliquée d'inflammation du tractus uvéal. Les phénomènes s'amendent peu à peu, mais il reste de l'iritis chronique avec synéchie annulaire presque totale, qui laisse l'œil toujours sensible et éveille de temps à autre des douleurs ciliaires. Au mois d'octobre, encore à l'occasion des menstrues, un état suraigu de l'ancienne affection éclate et le segment antérieur devient staphylômateux. Les douleurs ciliaires sont des plus violentes et enlèvent tout sommeil à la malade. Arrachement du nasal qui procure, quatre heures après, un véritable soulagement. Le 15 novembre, les douleurs ayant totalement disparu depuis l'arrachement du nasal, nous pratiquons une iridectomie.

Au mois de janvier 1889, je fus de nouveau appelé pour constater une nouvelle poussée, suivie cette fois de l'apparition d'un volumineux staphylôme intercalaire et situé, non au niveau de la cicatrice opératoire (en haut et en dedans), mais entre le droit supérieur et le droit externe, plus près de ce dernier. La malade est au lit, ses règles ont apparu depuis trois jours. Le lendemain et le surlendemain de notre visite, la petite tumeur augmentait de volume et, dans son voisinage, à quelques millimètres en dehors, s'en élevait une autre d'un aspect différent et de la grosseur d'une petite lentille : un bouton de sclérite. Au bout de cinq jours (dernier jour des règles), le staphylôme était devenu de la grosseur d'un gros haricot et marquait en relief sur la paupière supérieure en gênant ses mouvements. L'œil est dur, mais relativement peu douloureux. La malade se rend compte de l'état disgracieux de son globe et nous supplie d'intervenir. Nous proposons l'énucléation. En attendant, la malade fait usage d'un collyre à l'ésérine.

A l'époque fixée pour l'opération, nous venons voir la malade. Les règles ont cessé depuis huit jours; mais, en fait de tumeur, il en reste à peine la trace : le staphylôme avait disparu laissant un amincissement assez marqué de la sclérotique. Quant à l'ectasie du globe, elle ne semble pas avoir sensiblement augmenté. Nous renvoyons l'opération à plus tard.

Au mois de mai, le lendemain de l'apparition des menstrues, les mêmes phénomènes se produisent, mais cette fois le staphylôme est devenu tellement volumineux que, sans craindre d'être démenti par l'issue de l'affection, je déclarai qu'il ne fallait plus compter sur la restitution heureuse de la poussée précédente. Du reste, la scléroctasie est presque totale et la tension très élevée. La malade est énucléée douze jours après.

Plusieurs points sont à noter dans ces deux observations.

Les accidents oculaires peuvent donner lieu à des phenomènes plus ou moins intenses. Dans la première observation, les poussées d'iritis sont violentes pendant la période menstruelle, mais, dès que l'écoulement sanguin touche à sa fin, le trouble oculaire s'atténue d'une façon remarquable ; de plus, les poussées inflammatoires n'apparaissent pas à toutes les périodes, et on ne peut en compter que trois en cinq mois. Dans la deuxième observation, les phénomènes sont plus accentués et plus tenaces. A part les douleurs ciliaires violentes qui nécessitent l'arrachement du nasal, le segment antérieur de l'œil devient staphylômateux. On est obligé de pratiquer une iridectomie. Les accidents s'amendent pendant un certain temps, mais quelques mois après ils reparaissent avec plus d'intensité, et cette intensité s'accroît à chaque époque menstruelle nouvelle. Le staphylôme devient si volumineux que l'énucléation s'impose.

Il faut remarquer, en second lieu, qu'on ne rencontre la diathèse rhumatismale que dans un seul cas. Cette diathèse est notée dans l'observation suivante de Trousseau, par laquelle il chercha à démontrer le rôle de l'infection dans l'*irido-choroïdite cataméniale*, suivant la dénomination qu'il lui donna.

OBSERVATION VI (Trousseau, 98).

Madeleine E..., âgée de 35 ans, avait joui d'une bonne santé jusqu'à la fin de 1887, époque à laquelle elle subit une violente attaque de rhumatisme articulaire aigu qui l'immobilise huit à neuf mois environ. Elle ne présente les traces d'aucune autre affection, le cœur même paraît indemne. Elle a toujours eu des règles régulières et peu accidentées, malgré une endométrite qui détermine de l'écoulement catarrhal.

Il y a trois ans, n'ayant jamais souffert des yeux antérieurement, elle fut prise à gauche d'une iritis assez violente, mais très fugace, qui apparut deux ou trois jours avant les règles et disparut au bout de cinq ou six jours avec l'hémorrhagie menstruelle.

A cette époque, le diagnostic d'irido-choroïdite avec hypopyon fut porté par un oculiste parisien qui prescrivit l'atropine et le salicylate de soude, soupçonnant sans doute quelque diathèse rhumatismale.

Depuis ce moment tous les mois, pendant vingt-huit mois, la malade a été atteinte de la même affection, soit un peu avant, presque toujours pendant, le plus rarement après les règles (deux fois seulement au dire de la patiente). Dans ce dernier cas, l'œil a été simplement rouge sans la petite tache blanche (hypopyon) habituelle et a dérougi après quarante-huit heures et deux instillations d'atropine.

Quoique obsédée par le retour des crises, Madeleine E... en avait presque pris son parti lorsque celles-ci cessèrent subitement, je dirai à quelle occasion.

Je vis la malade, pour la première fois, le 13 juin 1889. L'œil gauche était rouge, injecté, à peine larmoyant, l'iris légèrement changé de couleur et tomenteux, la pupille à demi dilatée par l'atropine était irrégulière et l'on peut voir sur la cristalloïde antérieure un léger piqueté, trace de synéchies rompues; dans le corps vitré, un peu trouble, nageaient quelques fins flocons.

Le cinquième inférieur de la chambre antérieure était occupé par un hypopyon très liquide se déplaçant au moindre mouvement de la tête Il n'y avait ni douleur, ni photophobie; la torpidité avait toujours été et était cette fois encore un des caractères de l'affection.

Interrogée, la patiente me raconta son histoire transcrite plus haut et se montra tout à fait désolée. En effet, elle se croyait à jamais débarrassée de sa maladie, qui n'avait pas reparu depuis huit mois, époque où elle était devenue enceinte avec suppression des menstrues, et qui revenait avec ses caractères habituels exactement à la date où elle eût attendu ses règles si l'ovule n'avait pas été fécondé.

Je ne pus qu'ordonner l'atropine; cinq jours après, l'œil avait repris son aspect normal, l'hypopyon s'était résorbé.

Le mois suivant, la malade accoucha à terme et fut soumise par l'accoucheur à une sérieuse désinfection locale. Ses suites de couches furent excellentes, son retour de couches s'effectua sans incident, mais un jour, avant l'apparition des deuxièmes règles, l'iritis revint avec le même hypopyon. Cette fois, je pratiquai une ponction de la cornée et fis examiner le liquide, qui n'offrit que les caractères morphologiques et bactériologiques du pus ordinaire, les inoculations d'essai ne purent lui faire attribuer un caractère septique particulier, ayant été suivies d'accidents bénins.

Le quatrième jour, l'œil avait repris son aspect accoutumé. J'engageai la malade à suivre un traitement préventif et lui prescrivis de légers purgatifs, du naphtol et du sulfate de quinine à l'intérieur, des injections vaginales phéniquées. Je ne pus obtenir qu'elle allât subir un traitement chez un gynécologiste, qui eût modifié son endométrite ou tout au moins en eût précisé les caractères.

Le mois suivant, au deuxième jour des règles, survint une légère injection de l'œil, très vite disparue sans traitement. Mais les quatrièmes règles depuis l'accouchement ramenèrent les phénomènes déjà observés qui, depuis, ont reparu tous les mois sans qu'un traitement antirhumatismal (salicylate de soude) substitué au traitement antiseptique eût plus d'action que celui-ci.

Le mois dernier, je n'ai pas vu la patiente, qui semble s'être lassée de mes soins comme de ceux de mes prédécesseurs.

Noterai-je que les voies lacrymo-nasales, les paupières, la conjonctive, la cornée, étaient aussi saines que possible?

Il s'agit donc bien là d'un accident d'origine interne lié à la menstruation, à propos duquel les relations de cause à effet sont merveilleusement établies. J'insiste sur ce fait curieux et caractéristique : la maladie oculaire disparaissant avec la suppression des règles au début de la grossesse. L'iritis a reparu pendant la gestation, mais vers la fin de cet état et à une date où les règles auraient dû se montrer.

Nous verrons, en étudiant la pathogénie, que ce cas apporte une preuve très nette à l'appui de la théorie infectieuse. C'était la première fois que cette idée était émise, et Trousseau dirigeait ainsi les recherches dans une nouvelle voie.

Mais l'observation démontre bien aussi l'influence de la menstruation. Le trouble oculaire apparait, en effet, au moment des règles et ne se produit plus lorsque la grossesse vient mettre un temps d'arrêt aux époques cataméniales.

La ténacité des accidents est surtout remarquable. On tente toutes sortes de traitement, et malgré cela l'iritis reparait à chaque période. Le salicylate de soude n'a pas plus de succès que les antiseptiques pris à l'intérieur. A un moment seulement on semble avoir triomphé de la maladie, lorsque, après l'accouchement, on eut désinfecté soigneusement les organes génitaux ; mais, avec la cessation de la désinfection locale, les accidents reparurent. Il eût été intéressant de voir s'ils auraient résisté à un traitement institué par un gynécologiste, si la malade avait voulu s'y soumettre.

2

Il n'y a donc pas de doute que la menstruation normale peut occasionner des lésions oculaires se localisant tantôt sur une partie, tantôt sur une autre. Ces lésions peuvent présenter plus ou moins d'intensité et acquérir dans certains cas assez de gravité, mais jusqu'ici nous avons considéré un œil sain.

Un œil malade ressent l'influence de la menstruation. On voit souvent les conjonctivites subir une poussée aiguë à l'époque des règles. Wengler (103), Galezowski (36), Lerat (55), ont cité plusieurs observations qui démontrent cette influence.

OBSERVATION VII (Mc-Kay, 49).

R.-J. Mc-Kay observa, chez une femme de 30 ans, une exophtalmie produite par suite d'une thrombose de la veine orbitaire survenue dans sa dixième année (sans traumatisme précédent). Il y avait une faible prédominance de l'œil. Cette exophtalmie augmentait, et la malade fit la remarque précise que l'augmentation avait été bien plus sensible pendant la menstruation avec des douleurs plus vives Tandis que des grossesses étaient restées sans influence, la protrusion fut plus sensible pendant un accouchement. Même après l'énucléation, les douleurs primitives revenaient dans la suite pendant la menstruation, mais furent peu à peu plus faibles pour disparaître enfin complètement.

Enfin, d'après Mooren (66), on peut voir survenir des symptômes d'iritis à la suite d'un traumatisme chirurgical qui doivent être rapportés à l'apparition du flux menstruel. Ainsi ces symptômes se manifesteraient même quinze jours après une opération de cataracte, alors qu'auparavant on n'avait remarqué aucune trace d'inflammation.

b). PUBERTÉ.

A l'époque de la puberté, il s'opère chez la jeune fille des modifications profondes dans tout l'organisme. C'est alors que les organes génitaux prennent leur complet développement et qu'il s'établit une nouvelle fonction physiologique. Ce n'est pas;

dans certains cas, sans amener de graves désordres, et, en admettant que les règles apparaissent normalement, on observe toujours quelques troubles. La tendance aux congestions locales est plus grande. Il survient des céphalées tenaces, des douleurs lombaires, abdominales, des hémorrhagies. Certaines névroses font leur apparition au début de la vie sexuelle de la femme, ainsi que certaines manifestations diathésiques.

« Il nous a été donné d'observer, dit Puech (78), que certaines diathèses (et c'est là ce qui nous a paru vraiment digne de remarque) semblent attendre cette première apparition des menstrues pour faire éclater une de leurs manifestations. »

Mais la menstruation est le plus souvent très irrégulière au début. Tantôt l'écoulement sanguin apparaît ne se manifestant pas le mois suivant, laissant un très long intervalle entre les époques menstruelles, sans aucun ordre, fournissant une quantité de sang quelquefois abondante, d'autres fois insignifiante. Tantôt l'écoulement sanguin n'a pas lieu, et il survient seulement des phénomènes généraux. Ce n'est qu'après un temps plus ou moins long que la menstruation est parfaitement établie.

On pourrait donc, à la rigueur, ranger la puberté dans le chapitre de la menstruation anormale, qui, comme nous le verrons, provoque le plus grand nombre de lésions oculaires.

L'influence de la puberté sur l'organe de la vision est attestée par tous les auteurs. Elle joue un rôle important dans le développement des maladies des yeux d'après le Dr Berger (6). Deniau (24) considère que « c'est vers la période de la menstruation que les affections oculaires sont le plus fréquentes chez les jeunes filles ».

Brierre de Boismont (9) cite un exemple remarquable : Une jeune fille, pendant les six semaines qui précédèrent l'apparition des règles, fut privée de la vue tous les matins ; le phénomène ne se produisit plus après l'écoulement sanguin.

« L'afflux du sang vers les yeux, dit-il, s'observe assez souvent aux approches de la puberté. Nous avons été plusieurs fois consulté pour des ophtalmies rebelles à tous les traitements et qui se dissipèrent comme par enchantement avec la nouvelle fonction. »

Pechlinus avait déjà publié, en 1691, l'observation suivante d'un aveuglement lié à la puberté :

OBSERVATION VIII (Pechlinus, 76).

Cæcitas menstrua à sanguine in caput regurgitante.

A lævicula sæpe causa magni et prodigiosi oriuntur affectus, qui tamen et ipsi a facili remedio, sed symptomati congruo, tollantur.

Virgo erat servilis conditionis, sedecim ferè annos nata, hanc jam ab aliquot mensibus exercuerat lunare tributum, nullo admodum successu ; antecedebant sæpe jam plenam jam novam Lunam isti dolores, qui menstruorum fluxum ominari solent ; nullum tamen illorum vestigium, sed cum jamjam exitum tentare viderentur, mutatâ symptomatum scenâ intolerandi capitis dolores, non motibus quidem convulsivis, quod aliàs non infrequens, sed intercalari et redeunte in vices visus orbitate comitati, metum et Virginis et familiarium mirificè augebant. Itaque tàm portentosi morbi causam et remedium sciscitaturi me adeunt ; ego ponderatis ritè circumstantiis jussi bono animo essent, videri enim omne illud quamtis periculosum malum à restagnante in caput sanguine esse, qui, cùm etiam copiosius in arteriolas nervi optici tunicamque retiformem exundet, et rarefactione suâ tensivâ nervorum comprimat fibrillas, excluso spirito visus faciat orbitatem, mox iterum, remittente illo sanguinis orgasmo, cessantem et identidem pro causæ ingenio redeuntem ; hujus symptomatis unicum remedium videri sanguinis missionem, quæ et ipsa subitò in pede instituenda esset; sequuntur consilium familiares, nec mora, quin misso sanguine ad pristinam aciem visus rediret et revocati jam ad inferiora menses Uteri legerent oras exspectationem omnium felici post quadriduum exitu secundantes.

Notum aliàs est, quàm gravia sæpè quàmque insidiosa symptomata excitet mensium obstructio, quibus nisi maturè occurras, in feralem sæpè lethiferumque transeunt morbum.

Nous ne ferons que mentionner les menstruations supplémentaires qui peuvent se manifester par des hémorrhagies intraoculaires, de même qu'on a observé des hémorrhagies périodiques par les seins, des hémoptysies, des hématémèses. Nous rechercherons surtout les diverses lésions oculaires qui se produisent au moment de la puberté.

On rencontre un grand nombre de jeunes filles qui présentent des traces indéniables de scrofule. On sait que certains troubles oculaires sont liés à cette diathèse. La conjonctivite phlycténulaire, les kératites panneuses, pustuleuses, réclament un terrain scrofuleux pour se développer. M. le professeur Truc, dans ses cliniques, nous a souvent fait remarquer que la conjonctivite granuleuse, si fréquente à Montpellier, se manifestait spécialement chez des gens strumeux. La scrofule étant donc une cause prédisposante pour certaines maladies, rien de plus naturel que de voir, à l'époque de la puberté, les manifestations morbides oculaires s'imprimer du cachet strumeux.

On observe souvent, en effet, des kératites provoquées par l'établissement de la menstruation.

OBSERVATION IX (trad. inéd., Mooren, 66, *in* S. Cohn, 16, pag. 33).

Mooren traita une jeune fille de 14 ans d'une kératite panneuse des deux yeux, qui malgré les molimens menstruels ne pouvait pas parvenir à être réglée. Elle fut atteinte toutes les quatre semaines de violentes inflammations des yeux. Le traitement resta illusoire pendant toute une année jusqu'à l'entrée régulière des mois. Ces symptômes cessèrent ; cependant, la cornée se transformait, à cause des transsudations précédentes, en un cône très irrégulier, quoique transparent.

Oursel rapporte les deux cas suivants de kératite pustuleuse à rechutes. La gravité et la ténacité de la lésion nécessitèrent la péritomie.

OBSERVATION X (Oursel, 73).

Kératite pustuleuse à répétition. — Péritomie.

Mlle T..., 16 ans, blanchisseuse, strumeuse, se présente à la clinique du Dr Courssérant en janvier 1880. Traitée à l'âge de 5 ans, par M. Coursserant père, pour des poussées de kératite vasculaire, elle présente sur la cornée des traces indélébiles de leur action. Réglée à 15 ans et toujours irrégulièrement, chaque période menstruelle est marquée par une poussée de kératite pustuleuse. Traitée sans résultat par tous les moyens ordinaires, elle est en pleine récidive aiguë lorsque nous la voyons, et la force de la maladie est telle que les cornées sont gravement menacées. M. Coursserant propose une double péritomie qui est pratiquée le 5 février 1880 avec le concours de MM. Levistre, chef de clinique, Oursel, aide de clinique, et Desgoffes. Cette opération, dont les suites sont normales, donne un excellent résultat. La vitalité des cornées se modifie. Les pannus diminuent. La malade a été suivie presque jusque dans ces derniers temps. Depuis l'opération, elle a bien eu quelques petites poussées de kératite, mais elles n'ont pas eu de suites graves. Il est vrai de dire qu'en ce moment la malade paraît définitivement bien réglée.

OBSERVATION XI (Oursel, 73).

Kératite pustuleuse à rechutes. — Double péritomie.

Mlle L..., 18 ans, couvent de Conflans, légèrement scrofuleuse, est atteinte de deux kératites pustuleuses vascularisées. Réglée à 15 ans, elle a toujours été mal réglée. Les périodes d'acuité de son affection ont toujours marché de pair avec les irrégularités menstruelles. En présence de ces récidives fréquentes, deux tonsures conjonctivales sont pratiquées, et deux ans après elle n'avait plus eu de rechutes ; ses cornées paraissaient hors de cause. La menstruation est devenue plus facile et plus régulière.

Les parties profondes de l'œil subissent aussi des troubles sérieux au moment de la puberté. Oursel relate un cas d'hydrophtalmie provoqué par une menstruation précoce.

OBSERVATION XII (Oursel, 73).

Hydrophtalmie. — Hémorrhagie du corps vitré.

Mlle J..., 12 ans et demi, est amenée par sa mère à la clinique du Dr Coursserant le 12 février 1880. La mère avait remarqué qu'au mois de décembre 1879 l'œil gauche de l'enfant devenait plus gros et plus saillant. Six semaines auparavant, l'enfant s'était trouvée subitement indisposée. Elle se plaignait de violentes douleurs de reins, de fatigue dans les jambes, de maux de tête accompagnés, certains jours, de vomissements. Ces phénomènes durèrent environ quinze jours, au bout desquels il s'établit un écoulement sanguin vaginal assez abondant ressemblant à une première menstruation, s'établissant sous forme de perte. Cet accident, arrivant à un âge si jeune, effraya la mère, qui conduisit l'enfant à son médecin. Celui-ci porta le diagnostic de règles précoces. L'écoulement sanguin apparu, l'état général de l'enfant s'améliora beaucoup et tout sembla rentrer dans l'ordre.

Vers le milieu de janvier, l'œil gauche, qui était devenu progressivement plus gros et plus saillant, devint le siège de douleurs assez vives. L'enfant commença à se plaindre d'y voir confusément. Les maux de tête, la courbature, les vomissements, reparurent avec plus d'intensité que la première fois; mais l'écoulement sanguin vaginal fit défaut. La petite fille accusa un défaut de vision presque complet de l'œil gauche. On la purge et on lui fait prendre des bains. L'état général paraît s'améliorer, mais la vision reste toujours très mauvaise et le volume du globe oculaire gauche augmente lentement, mais d'une façon continue et progressive.

Nous constatons, le 12 février 1880, une exophtalmie assez marquée avec distension de la sclérotique, aplatissement de la cornée et diminution sensible de la tension intra-oculaire (T. — 1).

La pupille, naturellement et largement dilatée, permet un examen ophtalmoscopique facile.

Vision = la main avec peine à 0m,30.

Le corps vitré présente un trouble général (aspect jumenteux) assez considérable. De plus, en faisant exécuter à l'œil de brusques mouvements, on voit une fine poussière se déplacer dans tous les sens dans le champ ophtalmoscopique. De plus, à certains moments on voit apparaître une grosse masse noire, floconneuse, qui masque tous les autres détails du fond de l'œil. En raison du trouble considérable du corps vitré, l'examen ophtalmoscopique des membranes profondes est rendu très difficile. Pourtant, en laissant l'œil au repos pendant un certain temps, il est possible de voir la papille comme au travers d'un nuage épais. Elle paraît uniformément rouge ; la distinction est impossible à établir entre les veines et les artères. Autant que le permet le peu de transparence du corps vitré, l'examen ne permet de relever aucune lésion de la rétine tant au pourtour de la papille que dans la région de la macula et les parties périphériques. Pas d'hémorrhagies rétiniennes, pas de déchirure choroïdienne.

M. Coursserant père porte le diagnostic d'hémorrhagie du corps vitré due probablement à la rupture d'un vaisseau rétinien. L'œil droit est normal. Dans cet œil la vision centrale et périphérique est intacte.

Traitement. — Iodure de potassium à l'intérieur, une série de petits vésicatoires volants sur les tempes et derrière les oreilles, sudations deux fois par semaine, emploi répété de révulsifs sur les membres inférieurs. Ce traitement, continué pendant six semaines, n'amène aucune amélioration. L'œil semble au contraire proéminer un peu plus qu'au début.

Une nouvelle crise survient le 27 mars. Les douleurs de tête, de reins, la courbature, les vomissements, surgissent de nouveau L'écoulement sanguin fait encore défaut.

En présence de l'accroissement persistant du globe oculaire et du peu de résultat fourni par la médication antérieure, M. Coursserant propose à la mère de pratiquer sur cet œil gauche une large iridectomie.

La malade reste deux mois sans reparaître, et ce n'est que le 1er juin que nous la voyons de nouveau. Au dire de la mère, la jeune malade aurait éprouvé dans le courant de mai les troubles généraux ordinaires, mais avec trace d'hémorrhagie utérine. La céphalalgie aurait été moins intense, et l'enfant aurait, paraît-il, accusé une certaine amélioration visuelle. Pourtant l'examen ophtalmoscopique ne dénote aucun changement, et l'enfant ne voit toujours que confusément le passage de la main devant l'œil à 0,30 ou 0,40 centim. environ.

Pendant les deux mois qu'elle est restée sans revenir, la mère a continué l'emploi des révulsifs sur les membres inférieurs en y joignant quelques bains de siège chauds et l'emploi de larges cataplasmes presque journaliers sur l'abdomen.

M. Courssérant insiste de nouveau pour qu'on pratique une large iridectomie. La mère cède, et l'opération est pratiquée le 14 juin 1880 avec le concours de M. le Dr Berald, de M. Léviste, chef de clinique. La malade est soumise à l'action combinée du chloral et du chloroforme, selon la méthode préconisée par M. le professeur Trélat. L'excision de l'iris est faite en haut. Au moment où l'on prend l'iris entre les mors de la pince pour l'attirer au dehors, il se déchire en produisant une très petite hémorrhagie dans la chambre antérieure. L'excision est faite en deux fois dans les deux angles de la plaie. On provoque l'expulsion du sang épanché dans la chambre antérieure en entre-bâillant légèrement les deux lèvres de la plaie cornéenne au moyen de la spatule en écaille, et, le sphincter bien rentré, on place un bandage. La cicatrisation se fait normalement, sauf dans l'angle externe de la plaie, où pendant quelque temps la cicatrice menace de devenir cystoïde. L'emploi prolongé du bandeau compressif fait disparaître cette crainte, et, quinze jours environ après l'opération, la cicatrice était plate dans toute son étendue.

La petite malade fut suivie pendant longtemps, et, malgré l'intervention chirurgicale, l'état visuel n'avait nullement gagné six mois après l'opération. Les phénomènes ophtalmoscopiques étaient restés les mêmes. Seule, l'hydrophtalmie paraissait enrayée. Disons que pendant cette période les révulsifs sur les membres inférieurs, l'application de ventouses sur les reins et aux cuisses, réussirent à modérer les crises mensuelles. La menstruation ne s'établit d'une façon régulière et normale que dans le courant de sa 13e année. A partir de ce moment, l'état général devint satisfaisant. L'hydrophtalmie fut enrayée; mais la vision ne subit pas d'amélioration sensible. Pourtant l'enfant prétendait voir un peu plus distinctement, et cela, paraît-il, lorsque l'écoulement menstruel apparaissait.

Les phénomènes morbides n'apparaissent pas toujours avec une telle violence du côté de l'œil. Il peut se produire un aveuglement complet sans douleurs orbitaires, sans inflammation apparente, et ce n'est qu'à l'examen ophtalmoscopique qu'on reconnaît une lésion grave, telle que le décollement de la rétine. C'est ce qui se produisit dans un cas observé par Puech.

OBSERVATION XIII (Puech, 78).

Marie X..., 14 ans, nous est adressée par un confrère, janvier 1889. Cette jeune fille vient d'être réglée pour la première fois il y a dix jours. Coliques utérines violentes qui tiennent la malade au lit. Deux jours avant l'apparition du premier écoulement menstruel, obscurcissement brusque de la vision à gauche. Les autres phénomènes généraux ont complètement disparu, mais à l'obscurcissement signalé fait place une cécité presque complète.

Notre confrère reconnaît un décollement de la rétine et nous adresse la malade avec l'observation dont nous donnons le résumé. A l'ophtalmoscope, on voit la rétine décollée dans une grande étendue et la papille ne peut plus être distinguée. Pas de flocons dans le corps vitré, aucun vice de réfraction à droite.

Dor (28) cite le cas d'une jeune fille non encore réglée, dont le début dans la vie menstruelle s'est marqué par des hémorrhagies doubles du vitreum, se dissipant et reparaissant par intervalles. Les règles une fois établies régulièrement, l'hémorrhagie intra-oculaire et l'amblyopie disparurent pour ne plus jamais revenir.

Ces cas sont peu fréquents, et l'on rencontre beaucoup plus souvent des affections du tractus uvéal. Les iritis et les iridochoroïdites sont assez communes et se caractérisent non pas tant par la violence de l'inflammation que par la formation rapide de nombreuses synéchies, qui résistent aux instillations d'atropine et empêchent la dilatation de la pupille. Elles existent d'une façon à peu près constante, si bien que A. Dehenne (22) considère qu'elles proviennent tout d'abord d'une iritis rhumatismale, qu'au moment des troubles menstruels, l'iris, *locus minoris resistentiæ*, s'enflamme et les synéchies sont tiraillées. Elles deviennent ainsi une cause mécanique par laquelle l'irido-choroïdite est constituée.

Les diverses parties du tractus uvéal peuvent être lésées séparément ou bien être atteintes en même temps par l'inflammation.

Lorsque l'iris seul est le siège de phénomènes morbides, on a affaire ordinairement à l'iritis séreuse, d'après de Wecker (102).

Pour la choroïde, Galezowski (35) considère que l'inflammation provoque la choroïdite atrophique chez les jeunes filles prédisposées par une constitution lymphatique et strumeuse. Elle présente comme symptômes: la fatigue des yeux, des taches fixes changeant de place d'un jour à l'autre, des étincelles, des taches rouges, bleues, jaunes et vertes. Rarement la douleur est intense, mais il existe de la tension douloureuse. Il y a en même temps des démangeaisons aux paupières, de la photopsie, des mouches volantes, de la photophobie, etc. Enfin elle occupe habituellement le segment postérieur du globe, mais ordinairement laisse la macula intacte.

Nous retrouverons ces caractères dans les observations suivantes, recueillies dans divers auteurs:

OBSERVATION XIV (A. Dehenne, 22).

Mlle G..., âgée de 15 ans, vient à la Clinique le 25 février 1879. Constitution lymphatique très marquée. Elle est sujette à des douleurs rhumatismales, qu'elle attribue à un séjour prolongé dans une cave pendant le siège de Paris. C'est à cette époque-là, du reste, qu'elle a souffert de l'œil droit pour la première fois. Depuis lors elle a souffert de temps à autre, mais surtout depuis six mois, époque à laquelle elle a commencé à être réglée. La menstruation, du reste, est fort difficile. — Elle souffre beaucoup des reins, a des nausées, et l'écoulement sanguin est très modéré. En même temps, son œil rougit et devient douloureux. C'est devant la persistance de ces phénomènes qu'elle se décida à venir consulter. — L'œil est rouge et douloureux à la pression. La tension est légèrement augmentée, la pupille est totalement adhérente à la cristalloïde antérieure. Pas la moindre dilatation par l'atropine. L'acuité visuelle est très faible ; c'est à peine si la jeune fille compte les doigts à un pied de distance.

Une iridectomie est proposée, et immédiatement pratiquée. Cette opération donne les meilleurs résultats. Un traitement reconstituant est indiqué et scrupuleusement suivi. Depuis ce jour, les règles de Mlle G... sont très régulières. L'acuité visuelle est excellente. Elle n'a jamais souffert de son œil.

OBSERVATION XV (Puech, 78).

Émilie F..., 14 ans, a eu, à l'âge de 13 ans, une attaque de rhumatisme polyarticulaire aigu. Ses parents, bien portants, n'ont jamais rien eu qui pût faire soupçonner la diathèse arthritique. Le père de Mme F... était asthmatique et goutteux.

A 14 ans, première apparition des menstrues donnant lieu à quelques phénomènes généraux peu marqués. A ce moment, légère rougeur de l'œil avec photophobie. Les parents appliquent sur l'organe quelques fomentations chaudes qui font disparaître les phénomènes aigus. Mais depuis lors Mlle F... se plaint toujours des troubles apportés à la vision : elle voit quelques points immobiles qui la gênent et la « crispent ». C'est alors que les parents viennent nous consulter. Au premier aspect, rien de bien anormal. La pupille réagit assez bien sous l'influence de la lumière. A l'éclairage oblique deux ou trois petits points pigmentés sur la cristalloïde. L'atropine décèle quelques synéchies non encore rompues. En somme, traces d'ancienne iritis dont la première apparition a coïncidé avec les premières règles.

OBSERVATION XVI (Puech, 78).

Mlle R..., 15 ans, n'a jamais été réglée. Nous sommes appelé par la famille pour une affection des deux yeux dont le début remonte à cinq jours. Cette jeune fille est au lit, et la mère nous prévient que son enfant souffre depuis trois jours de telles tranchées utérines qu'elle a cru devoir lui faire garder la chambre. Bien développée pour son âge, Mlle R... a joui jusqu'à présent d'une assez bonne santé. Très légère attaque de rhumatisme il y a deux ans et depuis apparitions fréquentes de plaques de pityriasis sur le thorax.

Le père est mort accidentellement, la mère a eu à plusieurs reprises des poussées d'eczéma sur la face. Le père et le grand-père de Mlle R... étaient rhumatisants. Le premier est mort d'une affection cardiaque dont l'origine rhumatismale ne saurait être mise en doute, d'après ce que nous raconte cette dame.

Le premier jour où nous examinons Mlle R..., les yeux ne présentent rien de bien saillant. Il existe une faible rougeur dont la coloration légèrement vineuse et son siège au pourtour du limbe appellent l'attention du côté du tractus uvéal. A l'éclairage oblique l'on voit un fin dépôt pigmenté accolé à la membrane de Descemet. L'iris a conservé sa coloration, mais la pupille réagit peu et se montre quelque peu irrégulière. Les douleurs ciliaires sont de moyenne intensité, et la malade ne se plaint, en somme, que d'un léger brouillard l'empêchant de voir les objets d'une façon très nette. Deux jours après notre visite. première apparition des règles.

Nous n'irons pas plus loin dans l'histoire de cette iritis, qui n'offre de particulier que l'époque de son apparition.

Je recommandai à la famille de continuer longtemps l'usage de l'atropine, au moins jusqu'au mois suivant, jusqu'à l'époque, en un mot, où les règles étaient susceptibles de réapparaître. Sept semaines s'étant écoulées et les phénomènes aigus ayant complètement disparu, je fis cesser tout traitement. La pupille est largement dilatée des deux côtés.

A la fin de la neuvième semaine, la famille m'avertit de la réapparition des menstrues et m'invite à examiner les yeux de leur enfant. Ne trouvant rien d'anormal, je crus ne devoir rien prescrire. Quatre jours après, la malade est prise de maux de tête et de photophobie, et lors de ma visite le cercle périkératique se montre déjà assez apparent.

Au bout de deux mois de traitement, l'atrésie pupillaire est presque complète, l'iris en partie dégénéré et l'on peut apercevoir, par ce qu'il reste d'une pupille irrégulière rétrécie, un champ pupillaire obstrué par des masses exsudatives; iridectomie, etc.

Depuis lors, cette jeune fille a été bien réglée.

OBSERVATION XVII. (Caudron, 11).

Le 17 mai 1877, se présente à la Clinique une jeune fille de 18 ans, Marie H..., exerçant la profession de couturière. Grande et d'apparence robuste, cette jeune personne présente si on l'examine de plus près, les attributs du tempérament lymphatique. Elle a eu, étant enfant, la coqueluche et la variole, puis plusieurs poussées de kérato-conjonctivite qui n'ont pas laissé de traces.

Réglée à 14 ans et demi, elle présente, à dater de ce jour, une histoire médicale du plus haut intérêt.

L'établissement du flux menstruel a été précédé, chez elle, de courbature, de céphalalgie extrêmement vive, de tintements d'oreilles, de nausées et de vomissements. Mais, à ces troubles, observés si fréquemment qu'ils sont devenus classiques, s'est joint, deux jours avant l'apparition des règles, brusquement, un phénomène insolite : sa vue a baissé au point de la rendre incapable de tout travail. L'écoulement, fort peu abondant, n'a duré qu'un jour. Le lendemain, tous les accidents ont diminué notablement d'intensité, la force visuelle a gagné. Cinq à six jours plus tard, tout est rentré dans l'ordre. Les mêmes phénomènes se sont produits les mois suivants, et ainsi sans interruption jusqu'au mois de mars 1877. Vers cette date, Marie H... remarque que les troubles de la vue, auxquels elle n'accordait qu'une importance médiocre parce qu'ils disparaissaient en même temps que les maux de tête à la suite du flux cataménial, ont, cette fois, diminué seulement d'intensité et persisté entre deux époques. Dans les premiers jours d'avril, la baisse de la vision s'accentue au point d'obliger la jeune fille à abandonner son travail. Elle tergiverse, malgré ses inquiétudes trop bien justifiées, et ne se présente à la consultation que le 17 mai suivant.

17 mai. Jour sombre. La force visuelle est examinée tout d'abord. De l'œil droit, la malade lit à une distance de 6 mètres le nº 14 des échelles typographiques de Snellen, soit un quart de la force visuelle normale ; de l'œil gauche, elle peut seulement compter les doigts à 2 mèt. et demi.

Le champ visuel est normal pour l'œil droit, légèrement rétréci dans le segment interne inférieur pour l'œil gauche. A l'éclairage oblique, on aperçoit des taches couleur de rouille sur la capsule du cristallin et de nombreuses synéchies postérieures reliant l'iris à la cristalloïde, taches d'anciennes iritis. A l'ophtalmoscope, le corps vitré présente un aspect jumenteux (épanchement récent) et renferme des opacités organisées, restes d'épanchements antérieurs. La choroïde est parsemée de plaques exsudatives plus larges et plus abondantes à mesure qu'on s'éloigne du pôle postérieur du globe. La malade est soumise à un examen complet qui ne révèle rien en dehors des faits précités. Aucune indication chez les ascendants.

Nous nous trouvons en présence d'une double irido-choroïdite avec synéchies postérieures multiples sous la dépendance manifeste de troubles d'une fonction physiologique : la menstruation.

M. le Dr Meyer indique le traitement suivant : Cataplasmes chauds appliqués sur les yeux, matin et soir, pendant trois quarts d'heure, et renouvelés dès qu'ils refroidissent pour favoriser la résorption des épanchements du corps vitré. Vésicatoire permanent au bras. Pilules d'aloès (0gr,10 à 0gr,20 par jour) pour combattre la constipation et fluxionner l'utérus. Instillations d'un collyre de sulfate neutre d'atropine au 1/100 (5 gouttes trois fois par jour) pour juger la résistance des synéchies et diminuer l'apport du sang. Frictions faites, matin et soir, sur tout le corps, à l'aide d'un tampon de flanelle imbibé d'eau salée ou alcoolisée : stimulant énergique des fonctions de la peau pouvant suppléer à l'hydrothérapie inabordable ou contre-indiquée pour bon nombre de malades.

La force visuelle va s'améliorant lentement jusqu'au 4 juin. A cette date :

4 juin. Jour clair ; la malade lit, de l'œil droit, le n° 12 des échelles typographiques (demi de la force visuelle normale) ; de l'œil gauche, elle compte les doigts à 5 mèt. et demi.

13. Rechute au moment des règles.

18. M. Meyer nous signale un obstacle à une amélioration durable dans la présence des synéchies larges et nombreuses qui interrompent la communication entre la chambre antérieure et les parties profondes du globe, provoquent des tiraillements de l'iris et constituent, en dehors de la prédisposition générale, une cause d'irritation permanente pour l'œil. Il propose et pratique, deux jours plus tard, un large colobome artificiel à la partie supérieure

de l'iris, de façon à ce qu'il soit masqué par la paupière supérieure.

Au bout de huit jours, la guérison de cette double opération est parfaite, et, un mois après, par un jour sombre, l'opérée lit, à 6 mèt. de distance, de l'œil droit, le n° 9 des échelles (sixième de la force visuelle normale); de l'œil gauche, elle compte les doigts à 4 mèt. et demi.

En septembre, l'écoulement des règles devient plus abondant et dure deux jours au lieu d'un. La jeune fille note, peu après, un accroissement de sa vision. En effet, le 11 octobre, par un jour clair, elle lit, de l'œil droit, à 6 mèt. de distance, le n° 6 des échelles (force visuelle normale); de l'œil gauche, le n° 36 (un sixième de la force visuelle normale). Depuis, la force visuelle est restée stationnaire à l'examen méthodique, mais la malade affirme qu'elle a gagné en netteté. Elle accuse encore, au moment des règles, une dépression brusque qui coïncide avec des phénomènes de congestion vers la tête ; mais ces phénomènes sont bien moins accusés qu'autrefois et de durée moindre.

Lors du dernier examen, pratiqué le 20 mars 1878, nous avons pu constater que la tension des deux yeux est inégale. Elle paraît exagérée pour l'œil gauche, qui présente, en outre, un état jumenteux du corps vitré et une foule de corps flottants minuscules se déplaçant à chaque mouvement du globe et exécutant, dans le corps vitré ramolli, un véritable chassé-croisé comparable à celui que font les fragments de verre, dans un kaléidoscope.

Les parties de la choroïde qui avoisinent la papille sont débarrassées des plaques exsudatives, disparues sans laisser derrière elles d'atrophie de cette membrane; mais on retrouve des exsudats vers la périphérie, à la partie supérieure, l'examen étant fait à l'image droite. Le corps vitré de l'œil droit est sillonné, lui aussi, par des corps flottants, mais l'on n'y constate pas d'épanchement récent et l'on n'y trouve plus d'exsudats de la choroïde.

OBSERVATION XVIII (Caudron, 11).

Jeanne M... est une fille de 16 ans, blonde, pâle, un peu frêle. Ses parents et son frère sont des ouvriers très sains et robustes. Elle-même, en dehors des maladies de l'enfance, a joui, jusqu'en ces derniers temps, d'une santé régulière. Elle se présente à la Clinique le 16 octobre 1876 et nous raconte les faits suivants :

En janvier 1874, surprise par la neige sur le chemin de l'école, elle commit l'imprudence de rester mouillée pendant plusieurs heures. Le lendemain, elle accusait du malaise, du coryza, une céphalalgie très vive et un affaiblissement de la vue tel qu'elle pouvait difficilement se conduire. Il se déclara une bronchite pour laquelle l'enfant reçut des soins et qui guérit en moins de trois semaines. Les troubles de la vue persistaient. Deux mois plus tard, la menstruation s'établit sans provoquer de phénomènes anormaux. L'écoulement dura quatre jours, et la jeune fille observa qu'avec la première manifestation de cette fonction physiologique concordait une amélioration sensible de sa vue. Cette amélioration se poursuivit les jours suivants, si bien que, vers la fin de la première quinzaine d'avril, les troubles de la vision avaient complètement disparu. L'année suivante, vers la même date (janvier 1875), les mêmes accidents se reproduisirent. Pendant deux mois environ, la jeune malade éprouva des douleurs de tête accompagnées de troubles de la vue qui s'effacèrent avec lenteur et incomplètement. Dans les premiers jours d'octobre 1876, apparition des mêmes phénomènes, plus accusés que les fois précédentes, et, huit jours plus tard, première visite de la malade à la Clinique.

Le jour est clair, l'acuité visuelle des deux yeux est examinée séparément ; Jeanne M... peut à peine compter les doigts de la main à 3 mètres. A l'éclairage oblique, on trouve des taches de rouille sur la capsule du cristallin et des synéchies isolées, très minces, traces d'anciennes iritis. A l'ophtalmoscope, le corps vitré offre un aspect jumenteux des plus prononcés, indiquant des épanchements récents et de grosses opacités organisées provenant d'épanchements antérieurs. Il est impossible d'éclairer convenablement le fond de l'œil. Le jeu des autres organes est régulier, l'examen des diverses fonctions ne révèle rien d'intéressant. M. Meyer diagnostique une double choroïdite exsudative et conseille :

Des compresses trempées dans l'eau chaude, additionnée, pour un bol, d'une cuillerée d'eau de laurier-cerise ;

Des instillations d'atropine ;

A l'intérieur, l'iodure de potassium à la dose de 1 gramme par jour.

Le 23 octobre, amélioration légère, la malade compte les doigts à 4 mètres. On peut, avec quelques difficultés, apercevoir des taches exsudatives de la choroïde.

La lumière pénètre au fond de l'œil dans l'intervalle des corps flottants mobiles, dont le vitré est farci. La présence en nombre considérable de ces épanchements organisés et leur extrême mobilité donnent l'explication d'un phénomène observé chaque fois que l'on examine la force visuelle de la malade. Il consiste dans un mouvement brusque de rotation de haut en bas que la jeune fille imprime à ses yeux pour déplacer les corps flottants qui gênent l'exercice de sa vision.

Le 25 octobre, poussée d'iritis aiguë à l'œil droit.

M. Meyer ordonne le calomel à doses fractionnées :

Calomel à la vapeur..........................	0gr,20.
Sucre en poudre..........................	20 gram.

F. s. a. divisez en vingt parties égales.

Un paquet d'heure en heure.

Surveiller la salivation et maintenir la bouche dans un état de propreté extrême à l'aide d'un collutoire au chlorate de potasse. Pour l'œil gauche, l'amélioration se poursuit.

Le champ visuel est pris le 14 novembre. Il est normal à gauche. Pour l'œil droit, il accuse un léger rétrécissement en haut et en dehors.

Le 18 novembre, M. Meyer fait commencer une cure d'inonctions. L'onguent mercuriel double est employé, en frictions, d'abord à la dose d'un gramme par jour. On augmente de 0gr,50 tous les deux jours jusqu'à 8 gram. par jour. Ces frictions sont pratiquées matin et soir par la malade, d'abord à la face interne des avant-bras, puis aux bras, aux jambes et aux cuisses successivement. Avant la friction, la peau est nettoyée soigneusement à l'aide d'eau chaude et de savon pour la rendre plus perméable. Après la friction, le membre est enveloppé de taffetas gommé et la malade absorbe un bol de tisane de salsepareille additionnée d'un gramme d'acétate d'ammoniaque pour favoriser l'absorption. La bouche est l'objet de soins minutieux. Le collutoire au chlorate de potasse est employé pendant et après les frictions. Il ne se produit du reste aucun accident de ce côté. La cure d'inonctions dure six semaines. Après ce délai, l'examen de la force visuelle donne les résultats suivants :

Œil droit. Compte les doigts de la main à 3 mètres.

Œil gauche. Lit le n° 17 des échelles typographiques à 6 mètres de distance (1/3 de la force visuelle normale).

Les frictions sont remplacées par l'iodure de potassium à l'intérieur à la dose de 1 gramme par jour pendant huit jours, puis 2 et 3 gram. dans les semaines qui suivent.

Le 6 février 1877, c'est-à-dire au bout de cinq semaines :

L'œil droit compte les doigts à 4 mètres.

L'œil gauche lit le n° 12 des échelles à 6 mètres (1/2 de la force visuelle normale).

La jeune fille suit un traitement tonique et passe l'été à la campagne, d'où elle revient au mois d'octobre avec une nouvelle amélioration de l'œil droit.

L'œil droit lit le n° 60 des échelles (1/10 de la force visuelle normale).

L'œil gauche lit le n° 12 (1/2 de la force visuelle normale).

Depuis cette époque, la situation est restée absolument la même.

La malade revient à la Clinique de temps en temps. Ces jours derniers (3 avril 1878), la force visuelle et le champ visuel ont été examinés à nouveau ; aucune modification n'a été constatée. Le corps vitré offre toujours un aspect jumenteux, moins prononcé il est vrai, et des corps flottants mobiles en nombre moindre qu'autrefois surtout à l'œil gauche. L'examen par l'image droite révèle sur la choroïde de l'œil droit la présence de plaques exsudatives et d'une grande tache atrophique de forme allongée, entourée d'une auréole de pigment située à la partie inférieure et interne, assez loin de la papille du nerf optique.

A gauche, on trouve des exsudats occupant la partie supérieure, mais aucune trace d'atrophie.

La jeune fille, a pris ces derniers mois, un développement marqué. Elle présente aujourd'hui toutes les apparences d'une santé régulière.

Les manifestations morbides sont parfois très insidieuses. La malade ne se plaint que d'un affaiblissement de la vue, de taches noires, de mouches volantes. Ces phénomènes augmentent d'intensité au moment du flux menstruel. A l'examen, rien à l'extérieur ne dénote de troubles, mais à l'ophtalmoscope on reconnaît des plaques de choroïdite atrophique.

C'est ce qui se produit dans les deux cas suivants :

OBSERVATION XIX (Puech, 78).

Félicia X..., 17 ans, orpheline dans un couvent.

Les règles ont fait leur première apparition en juin 1888. Depuis lors, sa vision a présenté des lacunes. Elle voit de grandes taches noires s'interposant d'abord entre elle et les objets, puis elle a quelque peine à se diriger. A l'ophtalmoscope, choroïdite disséminée, plaques atrophiques au voisinage de la macula des deux côtés. Pas d'anomalie de la réfraction.

OBSERVATION XX (Galezowski, 35).

Mlle T..., âgée de 21 ans, vint me consulter, au mois de janvier 1866, pour un affaiblissement notable de la vue qui s'est déclaré pour la première fois à l'âge de 17 ans, époque de l'apparition des règles. Cette fonction physiologique n'est venue que d'une manière très irrégulière ; elle manquait souvent pendant plusieurs mois consécutifs. Tous les traitements qu'on lui a fait subir sont restés sans résultat. Au moment où elle est venue me consulter, j'ai pu constater des taches atrophiques disséminées très nombreuses, occupant le segment postérieur du globe. La malade se plaignait d'un trouble marqué de la vue et d'une sorte de brouillard épais devant les yeux. Pourtant la macula elle-même a pu rester intacte, malgré la durée de la maladie pendant sept ans consécutifs. Elle pouvait lire, en effet, de l'œil droit le n° 1 de l'échelle typographique, et le n° 2 de l'œil gauche, où les taches étaient plus rapprochées de la tache jaune.

Nous avons à remarquer dans ces diverses observations que, si on a noté quelquefois l'existence d'une diathèse, il est des cas où on n'en trouve pas trace. Quelques auteurs, en effet, pensent que ces dernières affections ne peuvent survenir que chez des sujets diathésiques. C'est la thèse soutenue par Puech et Dehenne. Nous verrons, en étudiant la pathogénie, que l'infection suffit pour provoquer une inflammation du tractus uvéal.

Le nerf optique est rarement intéressé à l'époque de la puberté. Deux cas seulement démontrent qu'on peut rencontrer de la névrite optique. Dans l'un, publié par Leber, il y eut atrophie du nerf optique ; dans l'autre, publié par Oursel, on obtint la guérison.

OBSERVATION XXI (trad. inéd., Leber, 54, *in* S. Cohn, pag. 35).

Leber cite un cas de simple atrophie du nerf optique (peut-être après une névrite rétro-bulbaire) chez une jeune fille de 18 ans, qui avait eu un développement imparfait des organes génitaux. Dans l'enfance, on lui avait fait une opération à cause de la réunion de tous ces organes La menstruation ne s'était pas produite malgré un développement complet de l'utérus. La lésion s'était manifestée par des maux de tête, de l'étourdissement, de la somnolence et une légère faiblesse de mémoire, et avait amené à un œil presque l'aveuglement complet, laissant seulement la sensation de jour, et à l'autre œil de l'amblyopie aiguë avec limitation du champ visuel. Les premiers symptômes s'amoindrissaient plus tard, mais l'amblyopie paraissait arriver à l'aveuglement après une amélioration passagère.

OBSERVATION XXII (Oursel, 73).

Névrite optique. — Guérison.

Mlle M..., 15 ans, se présente à la clinique de M. Meyer, le 15 février 1884. Tempérament lymphatique. On ne trouve aucune trace de diathèse ni syphilitique, ni rhumatismale.

Cette jeune fille se plaint de violents maux de tête accompagnés d'étourdissements. Interrogée sur ses antécédents, elle raconte qu'elle n'a été réglée qu'une seule fois, au mois de décembre 1883. Un mois après, à peu près au moment où elle aurait dû avoir ses époques, les maux de tête commencent. La vue baisse, et, depuis ce moment, ces accidents n'ont fait que suivre une marche progressivement croissante. Pendant toute cette période, la jeune malade était sujette à des épistaxis fréquentes.

A l'examen : Acuité visuelle : OD = 1/3 vision normale ; OG = 1/2 vision normale après correction de son astigmatisme hypermétropique.

Champ visuel : Rétrécissement concentrique pour le blanc et pour les couleurs, plus prononcé à gauche.

A l'éclairage oblique, on constate sur la cornée de l'œil droit une ancienne taie provenant, au dire de la malade, d'une cicatrice de coup de plume.

A l'ophtalmoscope, on constate, dans les deux yeux, l'existence d'une névrite optique. Les contours de la papille sont effacés par l'œdème périphérique. Les veines sont gonflées et turgescentes. Ces caractères sont plus prononcés à gauche qu'à droite. Dans l'œil gauche, la papille présente tous les caractères d'une papille étranglée (Staungs papille).

M. Meyer, pensant que ce trouble morbide est intimement lié à la non-apparition des règles, conseille d'appliquer des sangsues à la vulve, le repos des yeux dans une chambre obscure et des purgatifs légers.

Sous l'influence de ce traitement, les règles font leur réapparition presque immédiatement. La malade vient nous voir huit jours après. La vision est redevenue normale.

Acuité visuelle : OD = 1/2 vision normale. Ce qui s'explique par la taie cornéenne. OG = 1.

A l'ophtalmoscope, on constate que les phénomènes de névrite sont en voie de disparition. Les veines ont repris leur calibre normal et les contours de la papille commencent à revenir à leur état habituel.

Le champ visuel a repris dans les deux yeux ses limites physiologiques. Les maux de tête ont disparu. On conseille à la malade de continuer encore pendant quelque temps le traitement dérivatif (purgatifs), on lui donne une hygiène sévère.

Nous avons revu plusieurs fois cette malade et nous avons pu constater son retour à une guérison complète.

En somme, nous voyons que l'instauration menstruelle provoque fréquemment des affections oculaires. Ces affections peuvent intéresser les diverses parties de l'œil, empruntant souvent un cachet spécial à une diathèse, mais sans que l'existence de la diathèse soit une condition indispensable. La conjonctive, la cornée et le tractus uvéal sont le plus ordinairement intéressés.

Enfin les accidents présentent divers degrés de bénignité ou de gravité, d'autant plus tenaces que la menstruation a plus de difficultés à se régulariser et disparaissant complètement ou s'améliorant d'une façon sensible quand l'écoulement sanguin s'effectue avec facilité.

Avant d'abandonner ce sujet, nous mentionnerons l'influence curieuse de la puberté, que le Dr Santos Fernandez fit connaître à S. Cohn.

« Il s'agit d'une enfant d'un Allemand et d'une Américaine du Sud, que l'on dit avoir été aveugle (amblyope?) de naissance. Les yeux de la petite fille offraient une structure de myope, l'œil gauche proéminait un peu plus et l'ophtalmoscope montrait un staphylôme postérieur modéré. Avec le jour de la menstruation s'opérait une puissance visuelle améliorée et allait de — 8 à une acuité normale » (S. Cohn, 16, pag. 36).

c. Ménopause.

De même qu'à la puberté, lorsque la vie sexuelle de la femme va cesser, il se produit de nombreux troubles dans tout l'organisme. La menstruation ne disparaît pas brusquement ; tantôt la perte sanguine devient plus considérable, constituant de véritables hémorrhagies, qui se reproduisent à des intervalles périodiques pendant un certain temps, jusqu'à la cessation définitive des menstrues ; tantôt le flux menstruel est de plus en plus faible, ne paraissant pas quelquefois pendant plusieurs mois ; tantôt enfin on a des alternatives d'absence ou de diminution des règles et d'hémorrhagie. Ces irrégularités, la suppression d'une fonction physiologique, à laquelle l'organisme était habitué, peuvent occasionner des désordres sérieux.

Les troubles intellectuels sont très fréquents à cet âge critique. La folie, le délire maniaque, la lypémanie, se manifestent le plus souvent à la ménopause, ou, si ces troubles existaient déjà, ils peuvent s'aggraver.

On observe aussi des phénomènes congestifs et des hémorrhagies.

L'œil subit l'influence de la ménopause, et tous les auteurs s'accordent à considérer l'âge critique comme une des causes de nombreuses lésions oculaires. Brierre de Boismont (9) l'indique dans son *Traité de la menstruation* :

« Nous avons recueilli, dit-il, l'observation d'une femme qui vers 45 ans eut une cécité qui dura deux ou trois jours. M. Boyer, qu'elle consulta, lui dit que cet accident tenait à son temps critique. »

On observe divers troubles oculaires et principalement des affections du tractus uvéal. Elles se présentent sous la forme d'irido-choroïdite.

« Il est de fait, dit Sichel (91), que le nombre des femmes atteintes de choroïdite est plus considérable que celui des hommes. Les oscillations du système vasculaire, qui tiennent aux anomalies du flux menstruel, de la grossesse, de la lactation ou de l'*âge climatérique*, prédisposent singulièrement les femmes à cette affection. »

D'après de Wecker (102), « l'irido choroïdite plastique se rencontre davantage chez les femmes à l'époque critique, alors que le flux menstruel commence à montrer des irrégularités ».

L'irido-choroïdite a une marche assez insidieuse et ne s'accompagne pas d'un cortège de symptômes violents. La malade a tout d'abord la sensation de mouches volantes, et peu à peu se produit l'obscurcissement de la vue jusqu'à l'abolition complète de la perception lumineuse. Ces symptômes augmentent surtout d'intensité à l'apparition des règles, ou à l'époque où elles auraient dû apparaître, si elles font défaut. Les douleurs sont nulles ou peu intenses du côté du globe oculaire.

A l'examen, on perçoit des plaques d'atrophie choroïdienne, des flocons du corps vitré et dans quelques cas des synéchies iriennes.

Les deux observations suivantes de Gendron font bien ressortir ces caractères.

OBSERVATION XXIII (Gendron, 37).

Mme P..., âgée de 49 ans, jouit d'une bonne santé habituelle. Elle a été bien réglée jusque vers le commencement de l'année 1888. C'est de cette époque que datent les premiers troubles menstruels. Les règles deviennent irrégulières tant dans les époques de leur apparition que dans la quantité du sang perdu. Elles manquent même parfois.

Vers la fin de mai 1888, la malade éprouve de légers troubles visuels de l'œil gauche, un peu de brouillard. Cependant l'acuité visuelle égale 1 à ce moment. A l'ophtalmoscope, on ne constate que de légers flocons du corps vitré.

Le 15 juin, Mme P... a ses règles, mais il y a de la dysménorrhée. La vue baisse, l'acuité visuelle égale 1/2, les flocons du corps vitré sont très gros et très nombreux. Les règles passées, la vision revient à 2/3 et les flocons diminuent.

Les mois suivants, l'irrégularité des règles s'accentue, elles manquent parfois, mais ce qui ne manque jamais, ce sont les troubles des yeux. A chaque époque menstruelle, ou bien les règles viennent difficilement et sont accompagnées de nouvelles poussées oculaires, ou bien elles sont remplacées par ces poussées.

A la fin de l'année 1888, il existe une choroïdite assez intense ; on voit de nombreux boutons exsudatifs et des flocons du corps vitré. Il y a même de nombreuses synéchies iriennes montrant que l'iris a participé au processus inflammatoire. L'acuité visuelle n'est plus que de 1/10.

Pendant les premiers mois de 1889, l'état général et local s'aggrave si bien qu'en mai 1889 l'œil est inéclairable, la vision abolie complètement ; il n'y a plus de perception lumineuse. A ce moment, les règles se suppriment complètement.

L'état oculaire reste le même pendant trois mois, puis il subit une amélioration graduelle. Progressivement, l'œil s'éclaire, la vision revient. Aujourd'hui, l'œil est éclairable, les flocons du corps vitré sont diminués, l'acuité visuelle égale 1/8. Mais il y a des plaques d'atrophie choroïdienne.

OBSERVATION XXIV (Gendron, 37).

Marie L..., âgée de 45 ans, ne présente pas d'autres antécédents pathologiques que des douleurs rhumatismales dont elle souffre assez fréquemment. Elle n'a rien au cœur et n'est pas syphilitique.

Réglée à 14 ans, elle a eu une menstruation régulière, mais avec quelques jours de retard à chaque époque. Les règles n'ont jamais été accompagnées de troubles oculaires.

Elle a eu deux fausses couches et quatre accouchements normaux; le dernier, il y a quatre ans. A la suite de ce dernier accouchement, métrite avec ulcérations du col.

Il y a deux ans et demi, les règles, qui ne paraissent que toutes les cinq semaines, commencèrent à devenir plus fréquentes. Bientôt elles devancèrent les époques et se montrèrent jusqu'à deux fois par mois. La quantité de sang perdue augmenta aussi peu à peu. Ces phénomènes ne s'accompagnèrent pas de symptômes douloureux.

C'est à ce moment qu'apparaissent les troubles oculaires. Jusqu'alors la malade avait joui d'une vue excellente. Un jour elle aperçut dans l'œil droit, en lisant son journal, comme une mouche qui suivait la direction du regard. Bientôt la mouche devint de plus en plus sensible; plus tard, au lieu d'une il y en eut plusieurs. Au bout d'un an, cette sensation de mouches néfastes s'était compliquée d'un nuage assombrissant de plus en plus la vue. Une ombre continuelle et épaisse était tombée sur l'œil droit. En même temps il y avait quelques flocons légers dans l'œil gauche.

Le 19 février 1889, Marie L... vient à la consultation des Quinze-Vingts. On constate alors la présence d'une choroïdite exsudative, accompagnée de gros flocons du corps vitré dans l'œil droit et de légers flocons dans l'œil gauche.

L'acuité visuelle égale 1/8 à droite et 1/2 à gauche.

On fait prendre à la malade du salicylate de soude et de l'iodure de potassium. A ce traitement interne on ajoute des frictions mercurielles.

Pendant quelques mois, Marie L... vient régulièrement à la Clinique. Il n'y a pas d'amélioration sensible. Ensuite elle est perdue de vue.

Le 29 juin 1890, nous revoyons la malade. Voici les changements que nous constatons dans son état : Les règles sont un peu moins fréquentes et moins abondantes depuis quelque temps, elles manquent parfois. Les phénomènes oculaires se sont amendés. L'œil droit, examiné à l'ophtalmoscope, présente dans le corps vitré une série de gros flocons, plusieurs en forme de longues bandes, d'autres arrondis. Il n'y a pas de fins flocons comme dans les choroïdites spécifiques. La papille est normale et saine. A un diamètre et demi du bord papillaire et en dehors (image renversée) existe une large plaque d'atrophie choroïdienne à bords déchiquetés et garnis de pigment. A la périphérie existent de petits boutons de choroïdite exsudative. L'œil gauche ne présente rien autre que des flocons très fins du corps vitré.

Toutefois, le brouillard est plus épais depuis quelques jours. Les troubles oculaires, en effet, subissent des variations très curieuses et très caractéristiques. Dans les jours qui précèdent les règles, la malade souffre de coliques et de douleurs dans le ventre. En même temps les troubles visuels augmentent. Lorsque les règles paraissent, ces symptômes s'amendent ; quand elles sont passées, il y a un mieux très manifeste. Nous avons nous-même constaté cette amélioration le 3 juillet. Marie L... a ses règles depuis deux jours : le brouillard est moins épais, les flocons plus fins et moins nombreux. L'acuité visuelle égale 1/4 à droite et 2/3 à gauche.

Les symptômes peuvent dans certains cas être plus violents, et l'on observe des douleurs orbitaires, de la photophobie, du larmoiement, en un mot tous les phénomènes qui accompagnent l'inflammation, tandis que la lésion est limitée à une partie du tractus uvéal. C'est ce qui ressort de l'observation suivante :

OBSERVATION XXV (tr. inéd., Middlemore, 65, *in* S. Cohn, 16, pag. 39).

Middlemore traita une femme de 50 ans, qui n'avait plus été menstruée depuis cinq ans, souffrant d'une inflammation partielle du corps ciliaire droit; l'état inflammatoire durait depuis un an et demi. La pupille était plus petite et placée en haut; des vaisseaux variqueux passaient de la périphérie de la cornée et de la sclérotique vers un endroit saillant, aminci de la sclérotique, juste au-dessus du bord cornéen supérieur. Quand l'œil était exempt de douleurs, on n'observait presque pas d'inflammation. Toutes les quatre ou huit semaines, se produisaient des exacerbations, pendant lesquelles les douleurs rayonnaient de l'œil par-dessus les sourcils et la paume des joues vers le nez et s'étendaient quelquefois sur toute la moitié de la figure. Avec cela persistaient la photophobie, l'écoulement des larmes, et des paroxysmes très violents produisaient des phosphènes, des contractions des muscles du globe, des images doubles. Après cette attaque, l'œil resta quelques jours sensible et souffrant.

Les phénomènes peuvent prendre un caractère glaucomateux. L'œil présente alors une tension très forte et excessivement douloureuse, qui nécessite une prompte intervention. Le cristallin est cataracté. Les crises, douloureuses, sont très tenaces et reparaissent à des époques régulières A. Dehenne en a publié un exemple très net.

OBSERVATION XXVI (A. Dehenne, 22).

Mme B..., 56 ans, se présente à ma clinique le 6 mars 1879. Il y a deux ans, elle a un peu souffert de l'œil droit, mais ne s'en est pas inquiétée outre mesure. On l'a traitée pour un coup d'air. La vue s'est insensiblement perdue, mais, comme elle ne souffrait pas, elle n'y prenait pas attention. Elle est du reste pusillanime, et, si elle n'a pas consulté plus tôt, c'est qu'elle craint beaucoup chirurgiens et opérations. Elle est rhumatisante. A chaque changement de temps, ses articulations des genoux, des coudes, etc., deviennent douloureuses, tantôt l'une, tantôt l'autre. A part cela, elle a toujours joui d'une bonne santé. Ce qui l'a décidée, cette fois, à demander secours, c'est que depuis huit jours elle souffre horriblement de son œil droit, qui est rouge, dur, et très douloureux à la pression. La pupille est rétrécie, encombrée d'exsudats, et ne se dilatant pas par l'atropine. Les adhérences à la capsule sont totales. Diagnostic : irido-choroïdite. D'après les renseignements donnés par la malade, il est facile de voir que son coup d'air d'il y a deux ans n'a été autre qu'une iritis rhumatismale. Des adhérences se sont formées, et malgré cela elle n'a pas souffert. Ce n'est qu'il y a huit jours que les premières vives douleurs ont paru, et elles ont coïncidé avec l'époque menstruelle qui, pour la première fois, n'a pas abouti. Il y a eu des nausées, des douleurs de reins, mais pas d'évacuation sanguine. Comme traitement : atropine, compresses chaudes, sulfate de quinine, un vésicatoire volant à la tempe droite, deux sangsues à la face interne de chaque cuisse, et des bains de pieds sinapisés. Au bout de quatre jours, pas de changement dans l'état de l'œil, qui est de plus en plus dur et douloureux. Une iridectomie est pratiquée le 10 mars, après anesthésie. Détente de tous les phénomènes oculaires, cessation des douleurs. La malade peut dormir pour la première fois depuis douze jours.

Notons, en passant, ce fait en apparence paradoxal : un œil est très enflammé, on lui fait subir un traumatisme (iridectomie), et toute inflammation tombe comme par enchantement. Ces faits sont d'observation journalière en chirurgie oculaire. Pendant quinze jours, Mme B... ne souffre pas, lorsque tout à coup, au milieu de la nuit, le 26 mars, elle est prise de nouveau de douleurs de tête très violentes et de douleurs intra-oculaires. Le lendemain à la consultation, l'œil droit était dur, douloureux à la pression ; une partie de la cicatrice, sous l'influence de la tension intra-oculaire, avait cédé, et un petit enclavement s'étant produit, excision de la petite portion d'iris herniée, et même traitement local et général que précédemment. Les douleurs de reins n'avaient pas fait défaut, mais pas la moindre évacuation. Tout rentre rapidement dans l'ordre jusqu'au milieu du mois d'avril. Mêmes phénomènes que précédemment ; mais cette fois les accidents cèdent à l'atropine, au sulfate de quinine et aux sangsues, lorsque le 16 mai une crise horriblement douloureuse survient. Le lendemain, l'œil était dur comme une bille de marbre ; la moitié de la chambre antérieure était remplie de sang. Encore une fois, il y avait concordance avec l'époque menstruelle. En présence des souffrances horribles qu'endurait la malade, de la tension intra-oculaire considérablement augmentée, une intervention active était tout indiquée. On endormit la malade, une large iridectomie fut pratiquée et le cristallin cataracté extrait. Du sulfate de quinine fut prescrit pour le soir, ainsi que deux sangsues à chaque cuisse. Le lendemain, il y avait une rémission notable de tous les symptômes, et huit jours après il ne restait plus traces des péripéties par lesquelles ce malheureux œil était passé. Aujourd'hui, Mme B... ne souffre plus du tout. Le globe oculaire a repris sa tension et sa coloration normale. Depuis le mois de mai, l'attention n'a plus été attirée du côté des phénomènes menstruels, qui, et ceci ne me semble pas douteux, ont eu une influence capitale sur l'irido-choroïdite à répétitions, malgré la première iridectomie pratiquée suivant toutes les règles. Depuis cette époque, Mme B... prend fréquemment des bains de pieds sinapisés, évite la constipation avec le plus grand soin, et aussitôt que le sang a un peu de tendance à affluer vers la tête, elle s'applique des sangsues aux cuisses et prend de 50 à 75 centigr. de sulfate de quinine. Avec toutes ces précautions, juin et juillet viennent de se passer sans encombre.

Le traitement chirurgical et le traitement général ont fini par avoir raison d'une affection qui aurait pu retentir d'une manière fâcheuse sur l'œil opposé, et nécessiter tôt ou tard l'énucléation.

Le glaucome peut se manifester isolément. Il présente alors une forme aiguë et peut s'améliorer très vite. Pargoire, dans une thèse récente, en cite un cas qui céda promptement à l'action d'un collyre à l'ésérine.

OBSERVATION XXVII (résumée ; Pargoire, 75).

Mme Caroline S..., âgée de 45 ans, a été réglée à 10 ans et demi. Toujours bien réglée, quoique peu abondamment, elle a eu, depuis ses dernières menstrues, des pertes blanches, parfois des céphalalgies et des vertiges. Dix jours environ après la dernière époque cataméniale, son œil droit rougit et elle éprouve des douleurs périorbitaires très intenses. Elle a une fièvre intense. La vision est presque nulle. Le fond de l'œil est inéclairable. L'œil est très dur et le champ visuel est très rétréci du côté nasal. Elle guérit au moyen d'un collyre à l'ésérine.

Après le tractus uvéal, c'est le nerf optique qui est le plus souvent atteint. La lésion se présente sous la forme de névrite optique, qui peut disparaître sans laisser de traces ou aboutir à l'atrophie de la papille.

Galezowski (33) considère qu'on peut la rencontrer sous trois formes :

1° De névro-rétinite, soit monoculaire, soit binoculaire, mais suivie d'une oblitération d'un ou plusieurs vaisseaux rétiniens ;

2° De névrite avec inflammation limitée au nerf optique d'un seul œil ;

3° De névrite optique binoculaire qui peut se terminer par une atrophie des papilles.

Il cite les deux cas suivants :

OBSERVATION XXVIII (Galezowski, 33).

Mme G.., âgée de 52 ans, demeurant à Vinhanaps (Orne), vint me consulter, le 22 avril 1874, pour une perte de la vue de l'œil gauche. La malade est forte et bien constituée, et toujours bien portante ; elle ne souffre des maux de tête que depuis deux ans et demi, époque à laquelle les règles se sont supprimées complètement. C'est à partir de ce moment que la malade a commencé à voir la vue de l'œil gauche s'affaiblir de plus en plus. Elle y éprouvait à chaque instant des phénomènes de photopsie, surtout pendant la nuit. L'œil est devenu sensible et douloureux dans ses mouvements. L'acuité visuelle était affaiblie au point que la malade pouvait lire difficilement les caractères n° 30 ; le champ visuel n'était nullement diminué. A l'examen ophtalmoscopique, nous avons constaté une névrite optique des plus caractéristiques, pareille à celle que l'on trouve dans les affections cérébrales, et notamment dans la méningite.

L'infiltration péripapillaire était très peu prononcée et les vaisseaux centraux moins tortueux et variqueux que dans les affections cérébrales.

N'ayant trouvé aucune autre cause que celle de suppression des règles, j'ai cru nécessaire d'attirer le sang vers les parties inférieures du corps, et c'est dans ce seul but que j'ai fait appliquer, tantôt six sangsues à l'anus, tantôt quatre sangsues aux parties internes des cuisses, au voisinage des grandes lèvres, une fois tous les mois, à peu près à la même époque où les règles venaient régulièrement. Dans l'intervalle, nous avons fait prendre des purgatifs salins, une ou deux fois par semaine, alternés avec l'iodure de potassium de 1 gram. par jour. Contre les douleurs de tête, des vésicatoires volants appliqués de temps en temps à la nuque. Sous l'influence de ce traitement, un mieux sensible ne tarda pas à se manifester, et déjà, le 24 juin, nous avons pu constater une diminution des symptômes de névrite optique ; la malade pouvait déjà lire le caractère n° 2.

20 juillet. La névrite optique a presque complètement disparu. Le même traitement est continué jusqu'au 7 septembre, époque à laquelle j'ai pu constater une guérison complète.

OBSERVATION XXIX (Galezowski, 33).

Mme D..., âgée de 45 ans, est venue à Paris de Belgique pour consulter sur sa vue, ainsi que sur sa santé générale. Le Dr M. Peter et moi, nous étions appelés en consultation auprès d'elle le 25 septembre 1874, et il n'était pas facile de constater l'existence d'une atrophie des papilles, consécutive à une névrite optique. La malade nous a raconté qu'elle avait perdu subitement ses règles en 1873, et que deux mois après elle avait été prise d'accidents cérébraux graves, caractérisés d'abord par des vomissements très intenses, suivis de perte de connaissance, de convulsions et d'une paralysie des bras et des jambes. Cet état avait duré plusieurs jours, et lorsqu'elle avait recouvré sa connaissance, elle souffrait de maux de tête très intenses et de l'affaiblissement de la vue. A mesure que les autres symptômes cérébraux disparaissaient, le trouble de la vue augmentait, et s'est terminé par la cécité absolue.

Nous voyons, d'après ces observations, que les symptômes sont remarquables par leur rapidité d'évolution et qu'ils s'accompagnent de phénomènes douloureux très intenses. De plus, la lésion paraît avoir été d'autant plus grave que les accidents cérébraux ont été plus intenses, car tandis que dans le premier cas, où la guérison fut complète, on ne note que des maux de tête tenaces, dans le second cas la malade fut prise de vomissements, de convulsions et de paralysie.

d). Grossesse.

Tous les auteurs s'accordent à reconnaître que la grossesse s'accompagne très souvent de troubles oculaires. Alberti (Michaël) (1), avait fait paraître, en 1732, un travail : *Dissertatio de visus obscuratione à partu.* Depuis lors, de nombreuses observations ont permis de classer les diverses lésions qui surviennent pendant la gestation, mais on a surtout insisté sur celles qui sont liées à l'albuminurie gravidique.

L'albuminurie, en effet, a toujours été considérée comme une cause importante et même nécessaire. Nous voyons dans Cazeaux (12) :

« Si l'on en croit Churchill et Imbert-Gourbeyre, l'urémie serait à elle seule la cause presque unique des paralysies puerpérales ; suivant eux, l'amaurose, la surdité, l'hémiplégie, ne reconnaîtraient presque jamais d'autre cause. Nous acceptons volontiers cette opinion pour l'amaurose et la surdité.

. . . .

L'amaurose peut être le symptôme initial qui attire l'attention du médecin sur l'existence possible d'une albuminurie ; elle a donc une valeur prodromique ou prémonitoire de la plus haute importance dans le diagnostic de l'éclampsie. »

Il est certain que l'albuminurie tient une large part dans l'étiologie des affections oculaires pendant la grossesse. La rétinite albuminurique est la lésion que l'on rencontre le plus fréquemment, mais il existe des troubles de la vision sans traces d'albumine dans les urines.

C'est ce dernier point seulement que nous voulons prouver. Nous laisserons donc de côté toute lésion coïncidant avec l'albuminurie, considérant qu'on ne peut incriminer directement l'état de l'utérus, puisque l'urémie provoque les mêmes troubles oculaires aussi bien en dehors de la grossesse que pendant la grossesse.

Winckel (104) rencontra des maladies d'yeux cinq fois parmi 319 femmes enceintes, ce qui fait par conséquent une moyenne de 1,57 %. Il est probable qu'il faudrait diminuer cette moyenne en tenant compte des cas où l'albuminurie pourrait être notée; cependant on rencontre un assez grand nombre d'observations où elle n'est pas indiquée.

Rampoldi (79) cite une observation de Portal, d'après laquelle une femme devient aveugle dans sa première grossesse, sourde dans la seconde et muette dans la troisième.

Tout d'abord les auteurs ne spécifient pas le genre de lésion auquel on a affaire. Ils constatent l'abolition de la vision partielle ou totale, qu'ils désignent sous le nom d'amaurose.

OBSERVATION XXX (résumée; Lever, 56).

Lever observa une amaurose partielle chez une dame de 31 ans, mariée depuis sept ans, mère de quatre enfants qu'elle a tous nourris. Les couches avaient été bonnes et elle eut une menstruation régulière pendant l'allaitement. C'était une femme délicate, fatiguée et épuisée, ayant des flueurs blanches. A sa cinquième grossesse, elle ne distinguait que le contour des objets et pas le centre. Les phénomènes se prolongèrent avec de légères rémissions en rapport avec le système nerveux, l'état de l'estomac et les variations atmosphériques. Elle voyait mieux les jours sombres et pluvieux. Les yeux ternes, les pupilles larges, se contractant lentement, les globes fixes, les mouvements des paupières presque nuls. Elle guérit après l'accouchement.

Santesson communiqua au journal d'Edimbourg un cas d'amaurose intéressant en ce que l'affection se renouvela pendant plusieurs grossesses :

OBSERVATION XXXI (Résumée, Santesson, 89).

Une femme faible et délicate habitant le village de Wadstena, en Suède, fut atteinte d'amaurose complète des yeux pendant les cinq derniers mois de huit grossesses successives, et dans l'intervalle de dix années. Après chaque délivrance, elle récupérait entièrement la vue, mais chaque grossesse la rendait de plus en plus faible, et cette faiblesse durait aussi plus longtemps. On remarqua que l'amaurose suivait une marche analogue et mettait également chaque fois plus de temps à disparaître. Ainsi, dans les premières grossesses la vue se rétablissait une semaine après l'accouchement, tandis qu'après les dernières délivrances il se passa un mois avant que le retour de la vision fût complet.

Il est à remarquer qu'après les couches la vue revient à l'état normal. Bartisch (4), Morgagni (68), Trnka de Krzowitz (97), ont mentionné des cas de femmes enceintes devenues aveugles, qui, après les couches, acquéraient de nouveau l'acuité visuelle ordinaire.

Plus tard, les lésions sont plus nettement spécifiées. Nous rencontrons alors des troubles divers, dont certains assez rares semblent se produire exceptionnellement, tandis que d'autres surviennent assez fréquemment.

La polyopie a été notée par Jobert (45). Il fait mention de cinq affections de cette espèce. Dans tous ces cas avait eu lieu la naissance de jumeaux, une fois trois enfants à la fois. Dans l'un, les objets étaient vus d'abord changés, plus tard plus petits et plus tard doubles. Chez une autre femme enceinte, les objets apparaissaient infiniment multipliés, quelquefois aussi renversés. Ici un refroidissement, suivi de violents picotements dans le front, avait précédé l'apparition des phénomènes visuels. Elle accoucha de trois enfants. Dans un autre cas, la polyopie disparut après les couches, mais il restait une myopie qui n'existait pas auparavant. Enfin une autre malade se plaignait que les objets dansaient. Les pupilles étaient dilatées et sans réaction.

On a rencontré quelquefois le strabisme lié à la grossesse. Chez une femme observée par Bloding (7), cette affection se produisait avec une telle régularité qu'elle la considérait comme un signe certain de grossesse.

Parmi les dérangements fonctionnels, il faut citer l'héméralopie, qui est fréquente. Elle se produit habituellement vers la fin de la gestation. Les gros objets prennent une forme indécise pour la malade ; lorsque le jour baisse, les petits ne sont pas perçus. On ne trouve rien d'anormal à l'examen ophtalmoscopique ; les pupilles sont un peu dilatées et réagissent difficilement. L'affection disparaît ordinairement quelques jours après l'accouchement.

Il peut se faire que la grossesse soit seulement une cause prédisposante et que l'affection soit provoquée par une cause déterminante. Dans un cas de Küstner (53), la femme enceinte s'était exposée longtemps à la lumière du soleil, réfléchie par une plaine blanche. Mais la grossesse provoque ce trouble sans qu'il s'ajoute d'autre influence dans la plupart des cas. Des observations ont été publiées par Hecker et Buhl (43), Wach (100), Coccius (15), Spengler (93). Arnott (3) en rapporte 12 exemples.

Jungmann (48) cite un cas dans lequel deux jours après les couches l'héméralopie qui s'était produite quinze jours auparavant se transforma en aveuglement complet avec dilatation des pupilles, mais dix jours plus tard la restitution de la vue était redevenue parfaite.

L'hémorrhagie du cristallin a été signalée. Nagel (Lutz. Georg. 59) en observa un cas. Elle se produisit aux deux yeux, et la lésion persista après les couches. L'urine était exempte d'albumine, et la mère n'allaitait pas son enfant.

Enfin Schöler (90) constata un décollement de la rétine pendant une grossesse, sans qu'il y eût d'albuminurie ni rétinite. Le recollement se produisit après une ponction de la sclérotique.

Quelques mois après les couches, l'état d'autrefois existait de nouveau. Cette observation offrait de l'intérêt en ce que la sœur de cette femme fut atteinte également d'un décollement de la rétine pendant la grossesse.

On a essayé de classer les lésions oculaires des femmes enceintes dans plusieurs travaux importants. Galezowski (34) distingue les maladies purement locales et celles consécutives aux affections cérébrales et à l'albuminurie. Les premières sont notamment les hémorrhagies des membranes internes de l'œil et les troubles nerveux passagers de la vue caractérisés par des scotomes et des amblyopies. Il passe en revue :

1° Le glaucome hémorrhagique, affection très rare comme maladie idiopathique, qui est ordinairement le résultat d'une cause prédisposante. La grossesse est une cause prédisposante générale, qui ressort très nettement dans l'observation suivante.

OBSERVATION XXXII (Galezowski, 34).

Mlle X..., âgée de 24 ans, demeurant à Paris, me fut adressée par le Dr Naret, le 25 février 1873, pour son œil gauche, qui était très rouge et la faisait beaucoup souffrir. Elle raconte que le 5 février elle avait reçu d'un passant un coup de parapluie sur l'œil gauche.

Le même jour, l'œil se troubla, mais après un bain de pieds sinapisé ce trouble avait disparu. Huit jours après, l'œil s'est retroublé et les douleurs de tête devinrent très fortes. A l'examen, j'ai constaté, en présence de MM. Kohn, Daguenet et Dr Paul, ce qui suit :

1° L'œil était dur et présentait tous les signes de glaucome ;

2° Injection périkératique et scléroticale par suite de l'engorgement des gros vaisseaux Pupille dilatée et immobile ;

3° Hyphéma très prononcé et trouble dans le corps vitré ;

4° Les douleurs névralgiques périorbitaires des plus violentes, périodiques ;

5° La vue très troublée ; la malade peut à peine distinguer le n° 7.

La malade, en outre, déclare qu'elle est à son cinquième mois de grossesse.

Traitement. — J'ai prescrit l'application de quatre sangsues derrière l'oreille, ce qui l'avait soulagée. Huit jours après, de nouvelles douleurs ont nécessité l'application de nouvelles sangsues.

Un mois après, vers le milieu du mois de mars, non seulement l'hyphéma n'a pas diminué, mais la malade est venue un jour avec toute la chambre antérieure remplie de sang. Alors j'ai pratiqué la paracentèse et vidé une partie du sang et de l'humeur aqueuse. Soulagement immédiat, quoique vers la fin de la même semaine nouvelle crise excessivement violente et nouvel épanchement. Nouvelle paracentèse. Dans l'espace de trois semaines j'ai dû pratiquer quatre paracentèses. La pommade de morphine ne calmait pas les douleurs, et il n'y a que les compresses avec extrait de jusquiame et d'opium qui ont pu amener un soulagement rapide.

Au commencement du mois de mai, la malade distinguait à peine de cet œil le jour de la nuit, et tous les signes de glaucome existaient. J'ai déclaré à ce moment que nous pourrions espérer une amélioration après ses couches. Et, en effet, la malade a accouché, le 20 juin, d'une fille; les couches n'étaient pas difficiles, et à partir de ce moment l'œil s'améliore sensiblement. Tout le sang s'est résorbé, et déjà vers le 10 août nous avons pu constater l'état suivant:

L'iris est plus foncé et la pupille dilatée; l'œil est encore un peu dur, la chambre antérieure est transparente. Il existe une goutte de sang coagulé en bas. Ne distingue pas les couleurs, quoique en bas par la périphérie elle les distingue. Lit n° 30. A l'intérieur de l'œil, on trouve des flocons comme des membranes blanches qui simulent le décollement. La papille est plus blanche que du côté sain. Champ visuel en haut et du côté du nez : elle ne voit pas, et c'est là qu'elle a reçu le coup. Le retour des couches n'est pas venu, peut-être elle ira encore mieux.

— 15 novembre. L'œil est guéri, la malade distingue le n° 2 de l'échelle.

Il semblerait tout d'abord qu'on doit regarder le coup de parapluie comme la cause du glaucome. « Mais un examen plus attentif, dit Galezowski, démontre facilement que la cause de la maladie était ailleurs et que le coup n'était qu'une cause occasionnelle, tandis que la maladie devient progressive, avec tous les symptômes graves du glaucome aigu, hémorrhagique, qui ne cessèrent qu'avec l'accouchement. »

Il cite ensuite :

2° Les anévrysmes miliaires qui survinrent dans un cas à la suite d'un coup de clef sur le globe de l'œil, au troisième mois de la grossesse. La grossesse donne encore ici une prédisposition particulière à l'organisme, et la rétine ne peut être modifiée que par l'accouchement.

3° Les amblyopies et amauroses passagères sans lésion appréciable, qui ont des formes variées : On a affaire à des scotomes centraux tout à fait opaques, ou quelquefois à demi transparents, qui durent ordinairement assez longtemps. On trouve aussi l'amaurose complète d'un ou des deux yeux. Bien souvent il n'y a qu'un certain trouble de la vue.

Les autres lésions signalées par Galezowski se produisent dans l'albuminurie, telle la rétinite. L'atrophie des papilles, l'irido-choroïdite et les affections des voies lacrymales surviennent dans l'état puerpéral.

G. Métaxas (62) donne un tableau plus complet des troubles oculaires pendant la grossesse. Nous le retrouvons aussi dans Thémistocle Métaxas (63).

Celui-ci n'admet pas la classification de Power, qui considère :

1° Des affections provenant d'anémie et d'affaiblissement général ;

2° Des affections découlant d'une lésion spéciale du système nerveux, affections intra-oculaires ou extra-oculaires ; les premières affectent la rétine et la terminaison des nerfs optiques ; les dernières affectent le nerf optique, le chiasma et les ganglions centraux ;

3° Des affections provenant de l'albuminurie ;

4° Des affections anormales de causes encore inconnues.

Cette classification est défectueuse ; on ne sait, en effet, où faire rentrer le glaucome hémorrhagique, le décollement de la rétine.

T. Métaxas étudie successivement les troubles qui peuvent être en rapport avec la grossesse.

1° Les ulcères de la cornée, qui occupent généralement le centre, se développent lentement et ne sont pas dangereux, mais douloureux. Il y a très souvent du chémosis et de l'hypopyon.

2° L'asthénopie accommodative qui se produit surtout chez les hypermétropes.

3° Le glaucome hémorrhagique.

4° Les anévrysmes miliaires d'après les faits cités par Galezowski.

5° Les amblyopies et les amauroses sans lésion appréciable.

6° Les scotomes et l'hémiopie, symptômes purement nerveux, sans altération des membranes de l'œil.

Il cite ensuite d'autres troubles qui ont rapport soit à l'albuminurie, soit à l'état puerpéral.

Dans cette classification, on trouve encore l'iritis et la cataracte. Nous avons omis à dessein de signaler ces affections. En effet, dans l'observation que Métaxas cite, l'*iritis gravidique* (d'après la dénomination de Galezowski) ne survint pas pendant la grossesse, mais bien après l'accouchement. Nous la classerons donc dans le chapitre suivant.

Pour ce qui est de la cataracte, il ne nous paraît pas que l'influence de la grossesse soit suffisamment démontrée par les cas de Dower, dans lesquels des femmes qui avaient eu plusieurs enfants eurent la cataracte, jeunes encore, mais quelques années après leurs couches.

En somme, à part cette restriction, c'est la classification de Métaxas que nous pouvons accepter comme la plus complète, en ajoutant la polyopie, le strabisme et l'héméralopie qu'il n'a pas mentionnés.

Nous voyons donc qu'en dehors des lésions provoquées par

l'albuminurie les troubles oculaires sont nombreux chez les femmes enceintes. Ils peuvent être très légers et disparaître à l'accouchement, mais assez souvent aboutir à la cécité complète et permanente. Étant donnée cette gravité, Loring (58) a émis l'opinion que l'accouchement provoqué peut, dans quelques cas, être justiciable pour la restauration et la préservation de la vue.

Nous ne discuterons pas cette opinion. Elle s'applique surtout aux cas où il existe de l'albuminurie, et alors il y a aussi à craindre pour la vie de la femme.

e). Accouchement.

Les troubles oculaires ne se produisent pas habituellement pendant l'accouchement. Ceux que l'on a pu observer sont survenus pendant la grossesse ou bien ils ont été provoqués par l'éclampsie. Cependant il ne faudrait pas en faire une règle générale, car, quoique peu nombreux, certains troubles ont été observés apparaissant pendant le travail sans qu'on pût en rien accuser l'albuminurie.

Kraus (52) vit dans un cas de ce genre la congestion des vaisseaux de la choroïde et l'assombrissement du cristallin. La tête était chaude et la figure rouge. Les phénomènes disparurent après l'accouchement.

Du reste, la plupart des auteurs considèrent que les troubles visuels sont provoqués par la congestion, produite par les efforts de la parturition. Cette congestion est passagère et la vue revient bientôt à l'état normal. Dans l'observation suivante du Dr Florent Cunier, il persista une fatigue de la vue.

Observation XXXIII (Dr Florent Cunier, 20).

Mme V..., âgée de 20 ans, blonde, aux yeux bleus et à fleur de tête, avait eu avant son mariage une menstruation assez irrégulière, et avait été affectée d'une chlorose qui avait résisté longtemps à divers traitements. Il existait du côté gauche un strabisme externe assez prononcé avec dilatation considérable de la pupille et un certain degré de ptosis palpébral : la vision de ce côté était presque nulle ; les objets placés à droite étaient vus doubles, mais seulement lorsque les deux yeux concouraient à la vision. Cet état de l'œil s'était complètement modifié après la réapparition d'une menstruation régulière.

A son premier accouchement, elle eût, pendant le travail, des mouvements convulsifs des muscles, des extrémités inférieures et de la face, de l'agitation ; les idées paraissaient troublées. On parvint à activer le travail, et, presque immédiatement après l'accouchement, elle est prise de mouvements convulsifs violents, mais de courte durée ; elle se rejette sur son oreiller, la face vultueuse, et privée de sentiment. Ce n'est qu'après une heure environ que l'accouchée revient complètement à elle, ayant perdu la vue.

Les yeux sont hagards ; les conjonctives oculaires, fortement injectées, sont ecchymosées dans les angles ; les pupilles sont dilatées à ce point que l'iris n'offre plus, de chaque côté, qu'un anneau étroit ; nulle sensation de la lumière de la bougie promenée au-devant des yeux.

Ceci se passait le mercredi soir (15 mars 1848), et ce n'est que le vendredi soir, après un traitement approprié, qu'elle se réveille ayant recouvré la vue. Les pupilles étaient normalement contractées et réagissaient parfaitement ; les objets étaient aisément reconnus, mais Mme V... ne pouvait indiquer l'heure d'une montre.

Le samedi, la vision avait gagné. La malade lit aisément le caractère ordinaire d'impression ; mais elle doit tenir le livre à une distance de 12 à 15 pouces. A une distance plus rapprochée, elle se fatigue immédiatement et les lettres s'embrouillent.

Sichel, donnant son avis sur cette observation, dit :

« C'est, selon moi, une amaurose cérébrale congestive, développée sous l'influence des efforts de la parturition, efforts dont la suite naturelle est une congestion cérébrale le plus souvent veineuse. On voit quelquefois cette affection se développer à la suite de congestions cérébrales ou d'amblyopies congestives causées par la grossesse. »

Les désordres ne se produisent pas toujours d'une façon aussi tragique, et l'abolition de la vue survient sans troubles cérébraux intenses.

OBSERVATION XXXIV (Résumée, Ringland, 83).

Ringland observa une femme de 24 ans, mariée depuis trois ans et demi, maigre, d'une bonne santé, qui, à la fin d'une première grossesse, éprouve de la céphalalgie. La vue a toujours été bonne. Pendant le travail, avant la dilatation complète, la vue s'affaiblit peu à peu et finit par être totalement abolie. Pas d'hémorrhagie ni avant, ni pendant, ni après le travail. Ce n'est que deux jours après que la vision commence à reparaître et dix jours plus tard qu'elle est redevenue normale.

Il peut donc se manifester des troubles oculaires pendant l'accouchement, mais ils sont relativement assez rares. La congestion, provenant des efforts pendant le travail, paraît être la cause qui les produit. Il ne persiste pas de lésion grave, et la vue revient à l'état normal ou subit une amélioration notable.

f). ÉTAT PUERPÉRAL.

Si les troubles oculaires apparaissent rarement pendant l'accouchement, il n'en est pas de même après la délivrance. Ils surviennent tantôt quelques heures après l'expulsion du placenta, par exemple, à la suite d'une hémorrhagie, tantôt quelques jours plus tard.

Toutes les parties de l'œil peuvent être affectées, et nous rencontrons une grande variété de lésions.

Nous nous occupons toujours des cas où il n'existe pas d'albuminurie.

L'amaurose, qui survient le plus souvent dans les derniers mois de la gestation, se déclare quelquefois dans l'état puerpéral. S. Cohn rapporte le cas suivant :

OBSERVATION XXXV (Trad. inéd., S. Cohn, 16, pag. 160).

Chez une femme de 40 ans, qui peu de temps avant sa septième couche avait subi des excitations psychiques, se produisit, six heures après les couches, une amblyopie avec maux de tête et vue d'étincelles, qui se transforma quatre heures plus tard en amaurose. L'affection se passait sans albuminurie et sans attaque éclamptique, et avait complètement disparu dans quinze jours.

L'amaurose ne se produisit ici qu'après un seul accouchement, mais elle peut se renouveler chez certaines femmes chaque fois qu'elles sont dans l'état puerpéral. Le Dr Eastlake a publié un cas de ce genre.

OBSERVATION XXXVI (Résumée, Dr Eastlake, 29).

Chez une femme, la cécité apparaissait, trois jours après les couches, dans les deux yeux. Elle persistait trois à cinq semaines après chaque accouchement. Il n'y avait pas eu de perte de sang anormale ; on n'avait pas administré d'ergot ; les lochies et le lait n'étaient pas supprimés, et les urines ne présentaient pas traces d'albumine. L'examen ophtalmoscopique fut négatif.

D'après ces observations, nous voyons que l'aveuglement peut survenir progressivement ou se produire brusquement.

Szily (94) pensa avoir affaire à une hyperesthésie de la rétine chez une femme qui devint subitement aveugle quatre jours après la délivrance, au moment où on ouvrit les fenêtres de la chambre fortement obscurcie. A l'ophtalmoscope on ne trouvait aucune lésion, et la guérison fut complète au bout de six semaines, en maintenant la malade dans l'obscurité et en l'habituant peu à peu à la lumière.

Cette cause d'aveuglement ne peut être invoquée qu'exceptionnellement par suite des circonstances dans lesquelles l'abolition de la vue se produisit. Du reste, l'examen ophtalmoscopique n'est pas toujours négatif. De Græfe (39) observa le décollement de la rétine, qui disparut quelque temps après. Mais, en admettant qu'on ne découvre aucune lésion à l'ophtalmoscope, on peut attribuer une autre origine à l'abolition de la perception visuelle.

Après l'accouchement, l'utérus offre une vaste plaie éminemment favorable à l'introduction de germes morbides qui aboutissent à l'infection puerpérale. Les embolies septiques, partant de l'utérus, parcourent le torrent circulatoire et vont porter leurs ravages dans les divers organes. L'œil peut ainsi être atteint et aboutir à la fonte purulente.

Mais, sans parler de l'infection puerpérale proprement dite, nous pouvons avoir affaire à des embolies non septiques ou plutôt dont le pouvoir pathogène est modéré, qui sans entraîner la fonte purulente de l'œil peuvent occasionner des lésions plus ou moins intenses. C'est ainsi que certaines parties de la rétine peuvent devenir insensibles, et nous aurons l'aveuglement complet ou l'hémiopie suivant que l'embolie aura son siège dans l'artère centrale de la rétine ou dans l'une de ses branches.

Pflüger attribuait cette origine aux deux cas suivants :

OBSERVATION XXXVII (Trad. inéd., Pflüger, 77, *in* S. Cohn, 16, pag. 164).

Chez Mme H..., âgée de 31 ans, se produisit quelques jours après ses premières couches une défection homonyme du champ visuel, qui se présentait à la partie inférieure et à droite du cadran. On n'observait aucun changement à la papille. La vue était des deux côtés = 1,75, après correction de l'œil droit par un verre cylindrique — 1 (Javal. Ah. 1 1/2), du gauche 0,5 (Javal. Ah. 1,25). Le trouble de la vue resta sans changement.

OBSERVATION XXXVIII (Trad. inéd. Pflüger, 77, *in* S. Cohn. 16, pag. 164).

Chez une jeune femme anémique de 25 ans, dans la troisième semaine de l'état puerpéral, pendant lequel elle avait à soigner un enfant malade, se produit une hémianopsie droite des deux côtés. La limite se tenait dans la ligne du milieu, et ce n'est que dans le milieu de l'annotation périmétrique qu'elle se courbait à gauche à 10°, à droite un peu plus. L'examen ophtalmoscopique donnait un résultat négatif. Quatre ans plus tard, la défection existait encore. A la papille de l'œil droit on constata alors une petite différence de couleur. La moitié interne avait une couleur gris rougeâtre ; la moitié externe paraissait d'une nuance pareille dans un ton un peu plus pâle. Dans les derniers temps, il se serait produit quelques attaques de défaillance et des brouillards devant les yeux.

La production de l'hémiopie peut être précédée de symptômes cérébraux assez graves. Chez une femme, observée par Chevallereau (13), il y eut d'abord une fièvre violente, puis une aphasie partielle caractérisée par la perte de la mémoire pour les substantifs. L'aphasie s'améliora, mais la malade s'aperçut alors que la moitié du champ visuel lui faisait défaut.

Ces troubles sont remarquables par leur persistance. Non seulement on n'arrive pas à la guérison, mais on ne peut noter la moindre amélioration, et, dans certains cas, la lésion se complique. Nagel (70) trouva chez une femme en couches, devenue aveugle quatre jours après la délivrance, les symptômes caractéristiques d'une embolie de l'artère centrale de la rétine. Il y avait de l'étroitesse des artères, de la pâleur de la papille, une tache rouge cerise, sans qu'on ait pu constater de lésion du cœur. Il se produisait, quelque temps plus tard, un décollement de la rétine.

Des hémorrhagies de la rétine accompagnent fréquemment ces embolies, et, ce qui démontre nettement leur origine, c'est qu'on rencontre en même temps, ainsi que Litten (57) put le constater dans 6 cas, des infarctus bactéritiques et des abcès dans les poumons et d'autres organes.

Cette propagation de micro-organismes pathogènes, qui pénètrent par la plaie utérine et arrivent jusqu'à l'œil, peut déterminer l'inflammation du tractus uvéal. Le tractus uvéal, en effet, ainsi que nous l'avons vu, est la partie de l'œil la plus sensible aux troubles utérins, d'autant plus que ces troubles favorisent l'entrée des germes septiques dans l'organisme. On peut rencontrer l'iritis, l'irido-choroïdite, la scléro-choroïdite.

OBSERVATION XXXIX (Trad. inéd., S. Cohn, 16, pag. 163).

Pflüger observa une scléro-choroïdite postérieure chez une femme en état puerpéral, âgée de 41 ans. Celle-ci accoucha, pour la première fois, à l'âge de 30 ans et se trouvait à cette époque à la douzième couche. L'ophtalmoscope montrait un staphylôme irrégulier en forme d'anneau avec un grand nombre de foyers isolés de scléro-choroïdite, grands et petits, autour du pôle postérieur ; quelques-uns se trouvaient aussi isolément dans la région de la macula. Le mal s'était aggravé dans chaque couche.

OBSERVATION XL (Métaxas G., 62).

Mme G..., âgée de 35 ans, fille d'un illustre chirurgien, avait tous les attributs de la plus brillante santé. Au mois de mars 1873, elle a été prise, huit jours après ses couches, d'une violente douleur à l'œil droit, pour laquelle le Dr Galezowski fut appelé. La malade raconte que le lendemain de ses couches son œil devint rouge. Voici ce que l'on constate : l'œil droit présente une tache ancienne centrale de la cornée, consécutive à un abcès survenu à une de ses précédentes couches, — c'était sa troisième grossesse, — de plus, le même œil offre une injection périkératique considérable, injection qui envahit toute la conjonctive et qui est accompagnée de larmoiement et de douleurs circumorbitaires périodiques intenses. L'iris est manifestement hyperémié, plus foncé que du côté opposé. M. Galezowski porta le diagnostic d'*iritis gravidique.*

Le traitement institué fut le suivant : quatre sangsues sur la tempe, instillations fréquentes d'atropine. Sous l'influence de ce traitement, la pupille se dilate complètement, sans laisser trace de synéchies postérieures, l'injection périkératique diminue, et, au bout de dix jours, la malade est guérie.

Au mois de novembre 1875, le Dr Galezowski a été mandé auprès de la même malade qui, dès le lendemain de ses nouvelles couches, fut prise d'une attaque d'iritis. Les douleurs sont moins intenses et l'injection périkératique moins prononcée que la première fois. Il n'y a pas de doute qu'il s'agissait d'iritis, et il a suffi de quelques instillations d'atropine pour calmer la douleur. Cette crise, quoique moins violente, se prolongea plus longtemps que dans la précédente. Il a fallu continuer plus d'un mois le collyre d'atropine pour obtenir la guérison complète.

La malade a toujours été bien réglée ; l'accouchement se terminait régulièrement.

La névrite optique se rencontre plus fréquemment. Elle peut se limiter à la partie intra-crânienne formant ainsi la névrite rétro-bulbaire. Reuling en observa un cas qu'il guérit par des frictions mercurielles. Mais, le plus souvent, l'inflammation s'étend à tout le nerf optique et aboutit très rapidement, dans beaucoup de cas, à l'atrophie blanche des papilles.

S. Cohn a publié les trois observations suivantes.

OBSERVATION XLI (Traduction inédite, S Cohn, 16, pag. 161).

Mme G..., âgée de 35 ans, se plaignait, huit jours après ses couches, d'une névralgie sus-orbitaire droite, de douleurs sourdes dans la tête et au fond de l'orbite, qui s'aggravaient à chaque mouvement des yeux, ainsi que d'une diminution de l'acuité visuelle. Au bout de trois semaines, au début de l'examen, le 23 janvier 1877, elle comptait des doigts à la distance de 5 à 6 pieds. Trois jours plus tard, elle ne les comptait plus qu'à 2 pieds, et encore quatre jours plus tard existait une amaurose complète. Des deux côtés, se trouvait une papille congestionnée, plus prononcée à droite qu'à gauhce. Les hémorrhagies, qui la sillonnaient en rayons, étaient plus nombreuses à droite qu'à gauche. Six semaines plus tard, l'acuité visuelle était des deux côtés de 20/40, et deux semaines plus tard : 20/20. On n'avait jamais trouvé de l'albumine dans ce cas.

OBSERVATION XLII (Traduction inédite, S. Cohn, 16, pag. 161).

Mme L..., âgée de 21 ans, accouchée depuis quatre mois, très anémique (elle avait allaité son enfant jusqu'alors), vint le 14 mars 1877 dans la polyclinique avec une amaurose totale du côté droit, qui, d'après ce qu'on disait, s'était produite subitement. La papille était plus pâle et un peu plus opaque qu'à l'état normal, avec un bord noir, et non enflée. Les veines étaient élargies et non sinueuses, les artères presque blanches en forme de fil. La pupille était à peine agrandie et réagissait. Au bout de six jours, l'autre œil était aussi amaurotique. Sa papille ne se distinguait de la première que par une pâleur moindre, principalement dans la moitié externe, ainsi que par un rétrécissement moindre des artères. A l'époque de la réception dans la Clinique, le 28 mars, les artères de la papille droite n'étaient plus tout à fait aussi étroites que tout d'abord. L'urine se montrait constamment exempte d'albumine.

Pendant le traitement, l'acuité visuelle augmenta constamment jusques à droite : 10/100, à gauche : 20/40, le 31 juillet. Une amélioration progressive fut obtenue, après son départ de la Clinique, par l'emploi de nitrate d'argent.

OBSERVATION XLIII (Traduction inédite, Cohn, 16, pag. 162).

Mme St..., âgée de 26 ans, accoucha pour la première fois en janvier 1877 et se sentit dès ce moment toujours faible. Environ deux mois plus tard, se produisait à droite une diminution de l'acuité visuelle et, par le mouvement du globe, une douleur dans l'orbite.

28 mai. Admission à la Clinique.

O D = 1/100.
O G = 1.

à droite : papille congestionnée avec un fort gonflement, assombrissement, extravasations claires, faible pulsation des artères.

7 juin. O D = 20/40.

9. Otite interne avec violente douleur d'oreilles.

10. Perforation du tympan.

16. Douleurs disparues, acuité visuelle des deux yeux normale.

17. Plaintes de douleurs dans la tête et dans l'œil gauche; l'après-midi, pendant presque une heure, frisson violent. Violent mal de tête, les deux yeux presque aveugles sans changements visibles. La congestion de la papille n'a pas encore disparu. Point de côté à gauche, bruits de frottement.

18. Fièvre 40°,6.

19. Souffrances bien moindres, la malade voit de nouveau.

21. État presque normal.

22. Douleurs de tête renouvelées, diminution de l'acuité visuelle.

Du 24 au 25. Température 41°,4.

29. Les sensations sont de nouveau libres. L'état général ainsi que la vue s'améliorent visiblement.

5 juillet. Température normale. Douleurs à la nuque. A cet endroit, fluctuation. Incision. Extraction du pus.

Jusqu'au 11 juillet, on incise encore deux plus grands et trois plus petits abcès à la tête.

23 août. Départ avec un état général satisfaisant et une vue normale. Le fond de l'œil montre en dehors des veines un peu élargies et un faible voile sur les papilles. — Pas de changements pathologiques.

Cette dernière observation est importante par les complications qui accompagnent le trouble de la vue. En effet, avec l'inflammation du nerf optique, nous voyons chez cette malade le tableau le la septicémie : fièvre dépassant 41°, frissons, otite, abcès en vers points. Il faut donc se demander si la névrite n'est pas s la dépendance de l'infection. Or, nous verrons dans la pa ogénie que cette théorie a été soutenue par de Wecker et Landolt (102) et qu'elle peut très bien être appliquée aux cas qui sont en rapport avec certains états de l'utérus.

CHAPITRE III

Etats pathologiques de l'utérus

---

a). Menstruation anormale.

Avant d'examiner les troubles oculaires qui peuvent être en rapport avec les diverses formes de menstruation anormale : dysménorrhée et aménorrhée, nous devons nous demander si elles n'ont pas une influence plus grande sur la limitation du champ visuel que la menstruation normale. Nous avons vu qu'avec celle-ci le champ visuel était d'autant plus limité, que les malaises, les maux de tête, les battements de cœur, les symptômes nerveux, étaient plus accentués. C'est ce qui résultait des expériences de Finkelstein. Or, dans la menstruation anormale, le molimen menstruel est plus accentué, le trouble de la fonction visuelle doit donc augmenter.

Finkelstein (30) est arrivé à cette conclusion par de nouvelles observations. La limitation du champ visuel, suivant la marche des phénomènes douloureux, atteint sa plus grande intensité le jour des douleurs les plus fortes. De plus, elle est influencée par la quantité de sang perdu. Le champ visuel est d'autant plus limité que les règles sont plus abondantes.

S. Cohn (16) vérifia les expériences de Finkelstein sur 15 femmes. L'examen fut fait, sur chaque femme, à midi, au périmètre de Scherk, avec des plaques coloriées, dont la largeur était de 1 centim. et demi. Il employa les cinq couleurs de Mark : blanc, bleu, rouge, jaune, vert. Le résultat fut identique. Le champ visuel diminuait constamment jusqu'au jour des plus grandes douleurs, puis s'élargissait. Il subissait aussi l'influence de l'écoulement sanguin.

Un seul point ne put être vérifié. Finkelstein avait conclu que, dans 20 °/₀ des observations, le sens des couleurs était dérangé, pendant la durée de la menstruation, pour le vert. Cohn, sur les 15 femmes, ne constata qu'une seule fois de l'incertitude pour le vert, qui persista quelque temps plus tard en dehors de la menstruation.

Ainsi les troubles menstruels ont une grande influence sur la fonction de l'œil, nous verrons qu'ils entraînent aussi un plus grand nombre de lésions que lorsque le flux menstruel reste dans des limites physiologiques.

Pour la clarté du sujet, nous examinerons successivement l'aménorrhée et la dysménorrhée.

b). Aménorrhée.

S. Cohn considère l'aménorrhée comme une affection rare, car dans bien des cas, s'il n'y a pas perte sanguine, il se produit une excrétion non sanguine, qu'il désigne sous le nom de *menstruation blanche*. Il expliquerait ainsi certains cas de conception pendant l'aménorrhée.

Nous ne serons pas aussi exclusif. Nous savons, en effet, que, dans la menstruation, il y a deux actes physiologiques : l'ovulation et la perte de sang, qui, dans l'état normal, sont intimement liés, mais qui dans quelques cas peuvent se présenter isolément. C'est seulement de l'écoulement sanguin dont nous avons à nous occuper ici. Nous admettrons donc qu'il y a aménorrhée toutes les fois que la perte sanguine ne se produit pas ou bien qu'elle est brusquement supprimée au cours d'une période menstruelle.

La suppression des règles est une des causes qui produisent le plus de désordres dans l'économie, et l'œil est un des organes les plus sensibles.

« Elle est une cause très fréquente d'amaurose, dit A. P. Demours (23) ; cette maladie cède le plus ordinairement, quand l'aménorrhée cesse promptement. »

Il rapporte plusieurs observations dans lesquelles les malades furent prises de *goutte sereine* par suite de la suppression des règles. Ce n'est qu'après le retour du flux menstruel que la vision devient bonne. Nous verrons que cette cause se retrouve fréquemment.

Nous ne ferons que signaler les menstruations supplémentaires qui surviennent chez des femmes aménorrhéiques. L'hémorrhagie peut se produire du côté de l'organe de la vision aussi bien que par les seins, par une blessure, par les poumons et l'estomac sous forme d'hémoptysies et d'hématémèses. A l'œil, elle se traduit ordinairement par des larmes de sang.

Jüngken (47) observa un cas de ce genre chez une jeune servante non menstruée. Il se produisait toutes les quatre semaines une grande inflammation sur les deux yeux, qui aboutissait chaque fois à des larmes de sang, dont la durée était de plusieurs heures.

S. Cohn (16, pag. 28) rapporte un cas d'Heusinger dans lequel la menstruation se produisait par les angles de l'œil, quelquefois par les joues, le mamelon, plus rarement par la main, l'oreille, l'estomac et le nez.

Ces hémorrhagies ne peuvent pas toujours être considérées comme supplémentaires du flux menstruel. Colosimo, dans l'observation suivante, attribua à la congestion, provoquée par la rétention des règles, une hémorrhagie oculaire.

OBSERVATION XLIV (Colosimo, 27).

Une jeune fille de 20 ans n'avait été réglée que deux fois : aménorrhéique depuis plusieurs années, elle avait de temps en temps des accès épileptiformes de nature hystérique. Ayant fait, le 13 juin, une chute sur le front pendant un de ces accès, elle eut une légère contusion qui ne donna que peu de sang; mais, quatre jours après, elle eut de la céphalalgie et elle commença à suinter du sang par le cuir chevelu : pendant deux mois et demi, cet écoulement n'eut lieu que par la peau en divers points, mais, au commencement de septembre, l'hémorrhagie parut à l'oreille gauche, à l'angle interne des deux yeux et à l'ombilic. Au bout de quatre mois, le sang ne se montra plus que par l'ombilic et le mamelon gauche. « Depuis la première hémorrhagie, il est survenu aux yeux une petite membrane de couleur sombre, qui, à l'œil droit, a commencé par l'angle externe et oblitère une bonne partie de la pupille en altérant la vision. A l'œil gauche, elle a commencé par la partie supérieure de la pupille dont elle n'occupe le champ que dans une moindre largeur. Elle semble être constituée par l'hyaloïde devenue le siège d'une suffusion hématique ». On comprend qu'il s'agissait là d'une hémorrhagie interne, due à la même cause que les autres décrites ci-dessus, c'est-à-dire à la rétention du sang menstruel vers la fin de l'année : quand l'auteur publia cette observation, la perte de sang ayant diminué, la jeune fille put quitter le lit et marcher. L'appétit était conservé, et la malade n'avait pas beaucoup maigri.

Une hémorrhagie dans la chambre antérieure fut signalée par Guépin fils (42) ; il la considéra comme supplémentaire du flux menstruel.

L'amblyopie a été observée en rapport avec l'aménorrhée, mais c'est une affection rare. Un seul cas a été rapporté par Kohn, dans lequel le fond de l'œil ne présentait aucune lésion.

OBSERVATION XLV (Kohn, 51).

Mme G..., âgée de 48 ans, ayant toujours joui d'une bonne santé, fut fort étonnée, le 19 mars 1875, de voir tout en jaune de l'œil gauche (elle n'avait pas été réglée depuis le 5 du mois précédent).

Le 23 mars, elle s'aperçut que la vue avait baissé dans cet œil, elle ne pouvait rien distinguer et n'aurait même pu se conduire ; elle vint à la Clinique le 27, se plaignant d'une amblyopie avec sentiment de plénitude et de gêne dans les mouvements de cet œil ; nous constatâmes que le champ visuel périphérique était conservé quoiqu'elle ne distinguât pas une lumière à 50 centim. de distance et que la perception des couleurs fût entièrement perdue. Un examen minutieux à l'ophtalmoscope ne fit découvrir aucune lésion.

Le traitement se borna à une application de sangsues aux parties internes des cuisses et une potion de bromure de potassium.

Le 29, elle aperçut parfaitement la lumière d'une bougie à la distance d'un mètre.

2 avril. La malade voit suffisamment de cet œil pour se conduire; le sentiment de gêne et de plénitude a complètement disparu ; le fond de l'œil continue à être normal.

6. Les règles sont revenues.

L'observation suivante, publiée par Oursel, est aussi la seule qui démontre que la myopie peut être rendue plus accentuée par la suppression des règles.

OBSERVATION XLVI (Oursel, 73).

Mlle B..., 35 ans, se présente à la clinique de M. Meyer le 3 janvier 1884. Cette malade se plaint d'un affaiblissement de plus en plus marqué de la vue. Cette femme est fortement myope.

Vision.— O D = —9 avec 1/4 force vision normale.— O G = —9 avec 1/6 force vision normale.

A l'ophtalmoscope, on constate dans les deux yeux un staphylôme postérieur très étendu. Ce staphylôme se prolonge à gauche jusqu'à la région de la macula. Le corps vitré présente des traces d'épanchements anciens. Cette malade nous dit avoir vu sa myopie augmenter rapidement depuis l'âge de 29 ans, époque à laquelle ses règles se sont supprimées brusquement.

Traitement antiphlogistique, sinapismes, drastiques, hygiène des myopes.

Les règles ne sont pas reparues. Cependant, sous l'influence de cette médication dérivative, la myopie est restée stationnaire.

Ces troubles, que nous venons d'énumérer, peuvent en somme être considérés comme exceptionnels. L'aménorrhée provoque plus fréquemment des lésions inflammatoires, qui se portent sur diverses parties de l'œil. La conjonctive, la cornée, peuvent être atteintes.

Nous avons vu, en étudiant les troubles oculaires en rapport avec la puberté, que les affections pouvaient emprunter un caractère spécial à une diathèse. La scrofule spécialement dominait au moment de l'instauration menstruelle : de là, des conjonctivites phlycténulaires, granuleuses, qui réclament un terrain strumeux. L'aménorrhée, qui survient le plus souvent chez des personnes jeunes, bien entendu lorsqu'il ne s'agit pas d'une suppression brusque des règles, aura sur l'œil des effets morbides, qui se revêtiront du cachet scrofuleux.

La conjonctivite phlycténulaire est la forme qui se produit le plus souvent. Elle survient à l'époque où les règles devraient apparaître, disparaissant sans traitement après une durée plus ou moins longue ou bien s'améliorant pour subir, chaque mois, une nouvelle poussée aiguë. On rencontre en même temps, dans la plupart des cas, de l'eczéma, du gonflement des ganglions et tous les signes de la scrofule. Une observation d'Oursel peint bien tous ces caractères.

OBSERVATION XLVII (Oursel, 73).

Mlle P..., 17 ans, de père et mère sains. Cette jeune fille a présenté dans son enfance quelques troubles discrets de lymphatisme (eczéma impétigineux du nez, un peu de gonflement des ganglions sous-maxillaires, etc.).

Réglée pour la première fois à 15 ans 1/2, cette fonction s'établit avec quelque peine. La jeune fille présentait, au moment des époques, des lassitudes, des courbatures.

Vers l'âge de 16 ans, à chaque époque menstruelle elle éprouvait de violents accès de névralgies faciales, toujours plus intenses à gauche et qui ne disparaissaient que lorsque l'écoulement menstruel prenait fin.

Il y a six mois, les règles ne se sont pas montrées à l'époque voulue. Les parents mettent ce retard sur le compte d'une violente émotion qu'aurait éprouvée la jeune fille. Douleurs vives, nausées, vomissements et apparition, sur le trajet du droit externe du côté gauche, de deux pustules conjonctivales. Depuis cette époque, les règles ne sont pas revenues; la santé de la jeune fille est très éprouvée. Chaque mois, lorsque la fonction menstruelle devait se produire, apparaissait tantôt à droite, tantôt à gauche une poussée de conjonctivite phlycténulaire. La dernière poussée a été plus rebelle que les autres, ce qui a engagé la jeune malade à consulter.

Elle se présente à la consultation du Dr Coursserant le 25 février 1883. On constate une double conjonctivite phlycténulaire avec une légère ulcération du bord externe de la cornée à gauche.

Étant donnés les renseignements fournis par la malade, M. Coursserant institue tout d'abord le traitement général : toniques, amers, frictions sèches sur tout le corps, révulsifs sur les membres inférieurs, fumigations vaginales avec plantes aromatiques, pilules d'aloès.

La conjonctivite est soignée par le traitement ordinaire : lavages oculaires avec une solution boriquée, pommade au précipité jaune.

Au bout de deux mois de ce traitement, pendant lesquels il y avait eu à une époque menstruelle nulle une légère poussée surtout à gauche, les règles reviennent, et leur apparition amène la cessation des accidents oculaires. Le traitement général est continué très exactement.

Au mois de juillet, la malade revient à la Clinique. Depuis sa dernière visite, il n'y a pas eu d'interruption dans sa menstruation, et il ne s'est rien présenté du côté des yeux.

Il n'est pas nécessaire d'avoir affaire à un terrain diathésique pour voir se développer des lésions, et des lésions graves. Elles surviennent ordinairement chez des femmes d'un certain âge, après la suppression brusque des règles. Daguenet observa une kératite des deux cornées qui aboutit à la suppuration.

OBSERVATION XLVIII (Daguenet, 21).

Mme A..., 37 ans, sans enfants, n'ayant jamais eu mal aux yeux est une femme de la campagne, ayant tous les attributs de la plus brillante santé. Au mois de janvier dernier, elle va laver son linge à la fontaine du village. Depuis la veille elle avait ses règles, qui se trouvent brusquement supprimées par suite du froid auquel elle s'est exposée. Aucun malaise dans la journée.

Cette femme se couche tranquillement, mais dans la nuit elle est réveillée par une douleur violente dans l'œil gauche, douleur qui s'irradie du côté du front et de la tempe correspondante. L'œil est rouge, larmoyant ; la vision en est très compromise. Deux jours après, l'œil droit se prend à son tour et les symptômes vont sans cesse en s'aggravant. Voici ce que l'on constate, lorsque je vois la malade sept jours après le début de son affection.

L'œil gauche offre une injection périkératique considérable, injection qui envahit toute la conjonctive et qui est accompagnée de larmoiement et de douleurs circumorbitaires intenses. Sur la cornée, on aperçoit deux vastes abcès, très étendus, profonds, se confondant par les bords de l'infiltration interstitielle qui les entoure. Ils forment par leur réunion une large tache, de couleur blanc grisâtre, occupant les deux tiers environ de la cornée. Toute vision de face est abolie, de côté la malade distingue confusément les doigts. Ce que l'on peut voir de l'iris annonce que cette membrane est manifestement hyperémiée.

L'œil droit présente les mêmes symptômes, à un degré très légèrement moins prononcé. La cornée est également le siège de deux vastes abcès, empêchant toute vision, de sorte que la malade est dans l'impossibilité absolue de se conduire.

Le traitement institué fut le suivant : sangsues à la partie interne des cuisses, instillations fréquentes d'atropine, purgatifs, compresse sur les yeux d'une solution de belladone. Il fut suivi, au bout de trois mois d'un résultat relativement heureux. Les abcès sont devenus des leucomes, dont l'un est adhérent du côté droit, mais les parties centrales des deux cornées se sont éclaircies et la malade se plait à constater, à sa grande joie, qu'elle voit suffisamment pour vaquer à toutes ses occupations.

« Ces abcès, dit Daguenet, se distinguent par leur naissance brusque et leur violence inusitée, tant ils sont larges et profonds. Ils ont une marche très rapide et paraissent fort graves dès le début. »

La lésion de la cornée n'aboutit pas toujours à cette gravité, mais alors elle est essentiellement tenace. Mooren (66) cite un cas de kératite interstitielle des deux yeux, où il ne se produisit pas de suppuration, mais qui persista malgré le traitement. Lorsque la malade fut examinée, il y avait déjà treize ans que l'affection s'était montrée avec des exacerbations toutes les quatre semaines. C'est à peine si on obtenait une légère amélioration en provoquant de petites pertes de sang par des emménagogues, mais on n'obtint pas la guérison.

Les troubles ne se limitent pas aux parties superficielles de l'œil. Le tractus uvéal, la rétine, le nerf optique, sont aussi intéressés dans l'aménorrhée et les lésions qui surviennent dans ces parties sont les plus fréquentes.

L'iritis et l'irido-choroïdite ont été observées, présentant, comme symptômes, des douleurs périorbitaires, de la photophobie, la décoloration de l'iris. On retrouve la rapide formation de synéchies, résistant aux instillations d'atropine, et le corps vitré présente un trouble plus ou moins intense.

Les observations suivantes nous donnent un tableau très net de ces lésions.

OBSERVATION XLIX (A. Thaon, 96).

Iritis séreuse.

Mme Cassou, 22 ans, tapissière, rue du Cherche-Midi, 115, se présente à la clinique de M. Galezowski, le 20 avril 1877. Elle se plaint de douleurs périorbitaires assez violentes du côté gauche, douleurs qui se sont montrées pour la première fois il y a six semaines et qui n'ont fait que s'aggraver depuis.

Il existe une injection périkératique de l'œil gauche ainsi qu'une grosse phlyctène sur la sclérotique du même œil ; l'iris n'a pas changé de couleur et obéit à l'action de la lumière.

Deux jours après, la phlyctène a disparu, mais déjà l'iris a changé de coloration et la chambre antérieure est trouble ; le corps vitré l'est aussi, mais légèrement.

C'est à une iritis séreuse que nous avons affaire. On prescrit des sangsues à la tempe gauche et des pilules de calomel. Six jours après, l'injection périkératique a presque disparu, les douleurs sont très atténuées et les milieux de l'œil commencent à s'éclaircir.

Nous n'avons à signaler chez cette malade aucune manifestation diathésique.

Réglée à 14 ans, mariée à 18, elle eut depuis une grossesse qui s'est bien passée. Sa menstruation a été normale jusqu'à il y a neuf mois, époque à laquelle, par suite d'un violent chagrin, les règles cessèrent de couler et ne se montrèrent que six mois plus tard, mais beaucoup moins abondantes qu'auparavant.

OBSERVATION L (Lerat, 55).

Mlle Adélaïde Péraud, âgée de 28 ans, lingère, habite Nantes.

Elle se présente à la Clinique, le 23 juin 1877. Elle offre un trouble marqué de la vue du côté droit, et, si elle ferme l'œil gauche, elle distingue à peine les objets.

L'œil est rouge, injecté, présente une vascularisation péricornéenne capillaire formant un cercle radié. L'iris de ce côté est un peu plus pâle que celui de l'œil gauche, qui est brun; celui de l'œil malade a une teinte gris sale, il est tomenteux et paraît lâchement adhérent en bas au cristallin, comme on put s'en convaincre en faisant une instillation d'atropine.

Malgré le trouble du corps vitré, qui renferme des flocons filiformes très nombreux, on peut apercevoir à l'ophtalmoscope le fond rouge de l'œil; la papille, quoique visible, est fortement injectée et ses contours sont peu distincts.

La malade éprouve de temps en temps des douleurs lancinantes et une sorte de tension douloureuse, les paupières sont lourdes et s'ouvrent difficilement, la lumière est supportée avec peine non seulement par l'organe malade mais aussi par l'œil sain.

En cherchant à quelle cause on pourrait rattacher tous ces accidents caractéristiques d'une irido-choroïdite, nous apprenons de la malade qu'elle jouit ordinairement d'une assez bonne santé, la menstruation est habituellement régulière et facile.

Jamais elle n'a eu de douleurs rhumatismales. Rien chez elle qui pût faire supposer des antécédents syphilitiques. Elle ne présente aucun des attributs de la scrofule.

Dirigeant d'un autre côté nos recherches et nous informant des circonstances dans lesquelles étaient survenus les accidents, nous apprenons que le 17 juin ses règles étaient venues comme d'habitude, mais qu'ayant éprouvé dans la journée une contrariété assez vive elle avait vu l'écoulement se supprimer complètement.

Le lendemain, elle avait commencé à souffrir, puis les accidents oculaires n'avaient fait que s'accroître depuis cette époque.

Les règles n'ont reparu que deux mois après.

Notons, d'après ces observations, qu'il n'est pas nécessaire que la malade présente une diathèse. Nous voyons aussi que la lésion ne se limite pas absolument au tractus uvéal. Dans les deux cas, en effet, il y a une injection périkératique, compliquée de phlyctène dans l'observation de Thaon ; et dans le cas de Lerat, l'inflammation du nerf optique se traduit par l'injection de la papille, dont les contours sont peu distincts.

Il n'en est pas toujours ainsi, et Mooren (66) observa une choroïdite disséminée chez une malade de 20 ans, qui survint sans phénomènes aigus intenses.

Le même auteur cite aussi un cas de scléro-choroïdite postérieure aiguë, qui prit un caractère glaucomateux, mais cette complication est rare.

La rétine et le nerf optique sont bien plus souvent affectés.

Du côté de la rétine, il se produit ordinairement des hémorrhagies qui prennent diverses formes. Tantôt elles sont en flammèches, tantôt en nappe. Elles provoquent, dans bien des cas, un épanchement sanguin dans le corps vitré. Cet épanchement, plus ou moins intense, gêne l'examen ophtalmoscopique et ne permet de reconnaître l'hémorrhagie rétinienne qu'après sa résorption. On constate alors que les taches hémorrhagiques occupent les environs de la macula sans l'intéresser ; elles n'envahissent pas davantage la papille optique.

Au point de vue de la vision, il se produit de l'amblyopie, qui arrive à l'aveuglement complet lorsque l'épanchement sanguin dans le corps vitré est considérable, et, lorsque cet épanchement n'existe pas ou qu'il est résorbé, on observe des scotomes.

Un des caractères de l'hémorrhagie rétinienne est aussi de n'intéresser ordinairement qu'un seul œil.

Nous trouverons ces symptômes dans les observations suivantes :

OBSERVATION LI (Gendron, 37).

Mme Amélie H..., âgée de 39 ans, a toujours été bien réglée. Le 23 avril dernier, elle eut avec son mari une violente contrariété. Cette femme, qui avait ses règles à ce moment-là, les vit s'arrêter presque subitement. Dès le lendemain, elle se plaignit d'amblyopie de l'œil gauche.

Elle vint à la Clinique des Quinze-Vingts, quelques jours plus tard, et nous l'examinâmes. L'acuité visuelle égale 1 à droite et 1/4 à gauche. L'œil droit est absolument sain. L'œil gauche ne présente rien dans le corps vitré. Mais la rétine est parsemée dans toute son étendue de petites hémorrhagies en flammèches, surtout abondantes au niveau de la macule et de la papille.

Le pouls est normal. Il n'y a rien au cœur.

Les urines, examinées à plusieurs reprises, sont absolument négatives : il n'y a ni sucre ni albumine.

On donne comme traitement de l'ergotine et de l'iodure de potassium.

Les règles suivantes sont normales.

La malade est vue depuis à plusieurs reprises. Il n'y a que peu d'amélioration. Les taches hémorrhagiques de la rétine persistent.

OBSERVATION LII (Oursel, 73).

Mme V..., 36 ans, couturière. Bonne santé antérieure. Réglée à 14 ans, mariée à 21 ans, deux enfants.

Au mois de février 1883, pendant une période menstruelle régulière, cette dame apprend brusquement l'arrestation de son mari. Sous le coup de cette nouvelle, elle s'alite ; ses règles s'arrêtent.

Douleurs de reins violentes, céphalalgie, vomissements. Ces différents symptômes durent deux jours, au bout desquels Mme V... constata une abolition presque complète de la vision du côté gauche. De son lit, elle distinguait avec peine l'ombre d'une personne placée à 2 mèt. d'elle. L'œil ne présentait, paraît-il, rien d'anormal à l'extérieur. La pupille seule semblait un peu dilatée et « d'une drôle de couleur », suivant l'expression de la malade ; coloration anormale due sans aucun doute à l'épanchement sanguin dans le corps vitré. Le globe offrait une certaine insensibilité au toucher.

La malade ne peut consulter un spécialiste que six semaines après l'accident. On diagnostiqua une hémorrhagie du corps vitré et l'on considéra l'œil comme perdu. M. Coursserant ne voit la malade que neuf mois après l'accident et relève les désordres suivants : trouble considérable du corps vitré ; on soupçonne la papille optique, et à environ 2 diamètres papillaires, en dehors, l'ophtalmoscope permet de découvrir une tache noire ovalaire avec points noirs, foncés, irrégulièrement disséminés. L'œil est plus mou qu'à l'état normal. La malade distingue avec peine l'ombre de la main à $0^m,80$. Pourtant, en dehors et en haut, lorsque le globe est resté immobile pendant quelques instants, la malade pourrait compter les doigts à $0^m,10$ de l'œil.

Depuis l'accident primitif, la malade est très mal réglée, et elle insiste elle-même sur une augmentation de la sensibilité de cet œil au moment où l'époque menstruelle devrait apparaître. La santé générale est, du reste, compromise. Il existe des sueurs nocturnes, de l'impulsion cardiaque, de l'anorexie.

Aucune lésion cardiaque matérielle. Rien dans les urines. L'œil droit est normal.

OBSERVATION LIII (Oursel, 73).

Apoplexie rétinienne par arrêt brusque des règles.

Mme B..., 36 ans. Bonne santé antérieure bien que d'apparence délicate. Pas d'affection organique du cœur, ni des organes respiratoires. Normalement et régulièrement réglée. Cette dame se présente à la consultation du Dr Coursserant, le 25 mars 1870, pour un obscurcissement presque complet de la vision de l'œil droit, survenu il y a huit jours.

Voici ce que nous apprend la malade : Ses règles avaient fait leur apparition au jour attendu, le 16 mars. Le 17, malgré une pluie violente, Mme B... commit l'imprudence de sortir. Fortement mouillée, elle prit froid et rentra chez elle, malaise, en proie à de petits frissons. Elle constata que l'écoulement menstruel était arrêté. Dans la soirée, elle est prise d'une céphalalgie intense avec nausées, vomissements, de courbature. L'impression du froid persiste : la malade ne peut arriver à se réchauffer.

Ce malaise dure deux jours, et la malade s'aperçoit tout d'un coup qu'elle ne voit presque plus de son œil droit. Elle a devant l'œil la sensation d'un grand voile bleu épais l'empêchant de distinguer les objets. Elle continue cependant d'entrevoir ceux de ces objets qui sont placés dans une position excentrique. Justement effrayée, la malade va trouver son médecin, qui l'engage vivement à voir un spécialiste. Comme la malade ne souffrait en aucune façon, elle attendit un jour ou deux ; mais, voyant qu'il ne se produisait aucune modification dans l'état de l'œil, elle se décide à consulter.

L'aspect extérieur de l'œil est normal. La pupille seule paraît un peu dilatée. La partie périphérique du champ visuel est à peu près conservée ; mais on constate un large scotome central dans lequel la flamme d'une bougie est vaguement distinguée sous la forme d'une masse lumineuse bleuâtre, et cela à 50 centim. environ. L'éclairage oblique ne montre aucune altération de la cornée, ni de l'iris. L'ophtalmoscope permet de constater la transparence parfaite du milieu de l'œil. Mais on aperçoit en même temps, dans la région de la macula, une large hémorrhagie rétinienne en nappe, dont la partie externe (image renversée) atteint presque la papille sans toutefois l'envahir. Cette dernière est normale ; tout au plus paraît-elle un peu injectée surtout si on la compare avec la papille du côté gauche (œil sain). La position des vaisseaux rétiniens qui avoisinent la plaque hémorrhagique permet de supposer que l'épanchement sanguin s'est fait directement dans la rétine. D'ailleurs la partie supérieure, frangée et comme radiée, présente cet aspect bien connu des hémorrhagies rétiniennes se faisant dans la couche des fibres. Dans les environs, on ne rencontre aucune rupture vasculaire, ni aucune déchirure choroïdienne.

Rapportant directement l'origine de cette hémorrhagie à la

suppression brusque du flux menstruel, M. Coursserant conseille comme traitement : des révulsifs sur les membres inférieurs, des fumigations vaginales aromatiques, des injections sous-cutanées de pilocarpine, une application de la ventouse Heurteloup à la tempe avec évacuation d'un cylindre et demi de sang, l'application renouvelée de sangsues derrière les apophyses mastoïdes.

Au bout de huit jours de ce traitement, suivi très exactement, la malade constatait déjà une certaine amélioration, et l'ophtalmoscope permettait de voir que l'hémorrhagie pâlissait sur ses bords en s'éloignant manifestement de la papille optique. A ce moment, et malgré la défense, la malade est obligée d'entreprendre un voyage à Marseille. Dans cette ville, elle continue son traitement sous la direction d'un de nos Confrères et revient deux mois après l'accident initial nous faire constater une guérison complète. Il restait encore pourtant dans le point de fixation central un peu de gêne dans la lecture des caractères fins. L'ophtalmoscope donnait l'explication de cette légère diminution de l'acuité en permettant de voir dans les parties postérieures du corps vitré situées en avant de la macula une fine poussière due probablement à un léger épanchement du raptus sanguin. Enfin, dans toute la partie de la rétine qui avait été le siège de l'hémorrhagie, la membrane nerveuse offrait une certaine matité comme dans tous les cas de ce genre.

Cinq mois après l'accident, la malade écrivait au Dr Coursserant que la vision de cet œil était absolument pareille à celle du côté opposé. Disons, pour finir, que depuis l'arrêt menstruel, cause déterminante de ce grave accident oculaire, les règles étaient redevenues normales.

L'affection de la rétine peut ne pas être isolée, et elle survient parfois avec les troubles que nous avons décrits précédemment. C'est ainsi que l'on voit en même temps des lésions de la cornée, de l'iritis, de l'inflammation du nerf optique.

OBSERVATION LIV (Lerat, 55).

Marie Lemie, âgée de 26 ans, se présente à la Clinique, le 23 juin 1877.

Constitution assez bonne, lymphatique.

Eruptions impétigineuses étant jeune.

En 1870, variole modifiée légère ; la vaccination remonte à la première enfance.

Réglée à 14 ans. Menstruation toujours régulière. Vers l'âge de 18 ans, elle commença à éprouver des douleurs abdominales. Toutefois les époques n'auraient pas cessé d'être régulières.

Elle se maria en 1874. Devint enceinte au bout de six mois. Accouchement facile le 20 août 1875. Elle se rétablit facilement. Pourtant il importe de noter que dix jours environ après l'accouchement la malade a éprouvé une émotion très vive qui l'a fortement ébranlée et à la suite de laquelle elle est restée quatre mois environ sans voir ses règles.

En février 1877, l'œil droit, jusqu'alors parfaitement sain, commença à devenir malade ; la menstruation était irrégulière depuis les couches.

Plusieurs médecins consultés au début de la maladie, qui semble avoir été tout d'abord une iritis, ont ordonné des frictions mercurielles et de l'atropine.

Au moment où elle vient à la Clinique, on constate sur l'œil droit des traces d'iritis ancienne et des opacités telles du corps vitré qu'on ne peut que très difficilement entrevoir le fond de l'œil.

Rien à l'œil gauche.

Traitement. — Iodure de potassium $0^{gr},50$, frictions mercurielles, sudations. A quelque temps de là, on peut explorer assez facilement le fond de l'œil. Il est évident que les opacités diminuent.

Au bout de cinq mois, la dose d'iodure de potassium est portée à 1 gram. par jour, le reste du traitement n'étant pas changé.

19 novembre. Il reste encore des opacités du corps vitré de l'œil droit, mais on peut apercevoir le fond de l'œil.

L'œil gauche commence à se troubler. En somme, depuis le jour où l'œil droit est devenu malade, il y a eu à plusieurs reprises des périodes d'aggravation et d'amélioration, tantôt pendant le traitement, tantôt spontanées, le traitement ayant été suspendu pendant quelque temps.

A plusieurs reprises, cette malade a parfaitement remarqué que l'aggravation dans l'état fonctionnel de son œil ainsi que les changements apparents: injection périkératique, troubles des milieux, etc., coïncidaient avec le moment de ses époques, et particulièrement quand celles-ci étaient douloureuses. Cette coïncidence a été plusieurs fois si nette, que pour la malade elle-même il y aurait une relation directe entre son affection oculaire et son affection abdominale. Quant à cette dernière, il est difficile de la préciser. Elle a été soignée pendant quelque temps par un médecin pour un ulcère du col de l'utérus, dont elle serait complètement guérie aujourd'hui. Mais ce qui est certain, c'est qu'elle est mal réglée, qu'elle éprouve souvent de vives souffrances dans l'abdomen, surtout au moment de ses époques

Quant aux lésions oculaires, surtout accusées à l'œil droit, elles consistent principalement dans un trouble du corps vitré qui voile la papille. De temps à autre, particulièrement au moment des époques, surviennent des poussées aiguës, l'iris se décolore et il y a tendance à la formation de synéchies postérieures. Souvent à ce moment la cornée s'opacifie en certains points, on dirait une kératite interstitielle circonscrite. Une fois j'ai constaté l'existence d'une hémorrhagie rétinienne à la partie inférieure de la papille.

Puis une amélioration survient, la cornée reprend sa transparence, l'iris sa coloration normale, mais le corps vitré reste trouble et la papille semble toujours nuageuse.

Les troubles fonctionnels consistent dans une diminution de la vision en rapport avec le trouble des milieux, tantôt l'acuité visuelle s'élève à 2/3, tantôt elle redescend à 2/5.

Quand il survient des poussées aiguës, il y a généralement en même temps quelques douleurs orbitaires et oculaires.

Jusqu'ici le traitement a consisté en frictions mercurielles portées à assez hautes doses, 4 à 6 gram. par jour.

Iodure de potassium 1 gram. par jour.

Sulfate de quinine au moment des douleurs et des poussées aiguës, vésicatoires volants, puis permanents aux apophyses mastoïdes et à la nuque.

Sudation tous les deux jours.

Depuis un mois environ, l'œil gauche est atteint à son tour et le processus semble avoir débuté d'une façon plus insidieuse, mais en tous points semblable à celle de l'œil droit. Le corps vitré est troublé, quelques exsudats sont déposés à la surface de la cristalloïde.

OBSERVATION LV (Galezowski, 35).

Mlle A..., âgée de 40 ans, demeurant à la Maison-Laffitte, fut prise vers les premiers jours du mois de mai 1873, tout d'un coup, d'une perte notable de la vue de l'œil droit et d'un affaiblissement léger de l'œil gauche. Elle vint me consulter le 14 du même mois, et j'ai pu constater chez elle une amblyopie tellement prononcée qu'elle pouvait à peine lire de l'œil droit les caractères n° 50, de l'œil gauche le n° 2, mais avec fatigue.

Examen ophtalmoscopique. — La papille est très infiltrée, ses contours se perdent dans une infiltration séreuse, et, vers la région de la macula, on aperçoit une large hémorrhagie. La partie périphérique de la rétine est saine. Dans l'œil gauche, je constate une périnévrite optique peu accentuée.

Les renseignements fournis par la malade nous ont permis de rapporter cette affection à la suppression des règles. Elle nous déclare, en effet, que, jusqu'à l'âge de 24 ans, elle était bien réglée, quoique jamais très abondamment. A partir de cette époque, sa menstruation devint très irrégulière, et enfin au commencement de la dernière année elles se sont complètement arrêtées. Depuis cette époque, elle éprouvait constamment des malaises, des nausées et même des vomissements accompagnés de très fortes douleurs de tête. Ces accidents revenaient presque tous les mois et se passaient sans aucune suite, lorsque la dernière période du commencement du mois de mai a été suivie de cet accident du côté de l'œil. Il s'agissait là d'une névro-rétinite double avec hémorrhagie rétinienne. J'ai résolu d'agir contre la cause de la maladie, et j'ai prescrit d'appliquer tous les mois, vers l'époque menstruelle, de deux à quatre sangsues en haut des cuisses près des grandes lèvres. A l'intérieur, iodure de potassium. Sous l'influence de ce traitement, nous avons obtenu une guérison complète de l'œil gauche, dont la malade lit le n° 1 facilement. Dans l'œil droit, toutes les exsudations se sont résorbées, la papille et ses contours sont devenus clairs, mais il est resté un vaisseau du côté externe et inférieur oblitéré, ce qui a fait diminuer le champ visuel en haut et en dedans dans une étendue triangulaire. L'œil pourtant peut aujourd'hui lire les caractères n° 5 de l'échelle typographique.

On voit, d'après ces observations, que le pronostic des hémorrhagies rétiniennes est assez favorable. Si on arrive à rétablir le flux menstruel, la guérison complète est à peu près la règle, et, dans tous les cas, on obtient une grande amélioration.

Liebreich (Cohn, 16, pag. 108) donne dans son atlas (tabl. 8, fig. 2) le dessin d'une hémorrhagie rétinienne qui s'était produite à la suite d'une suppression des règles.

Une lésion beaucoup plus rare est le décollement de la rétine. Nous n'avons pu en recueillir que deux cas, dont l'un a été publié par Pargoire.

OBSERVATION LVI (Pargoire, 75).

Mme Marie B.., 35 ans, se présente à la consultation en mai 1886. Elle a toujours joui d'une santé excellente ; pas d'enfant.

Il y a huit ans, subitement, à la suite d'une émotion très vive, ses règles cessent, et la vue de l'œil gauche baisse en même temps d'une façon considérable. Maux de tête fréquents.

A l'ophtalmoscope on trouve un décollement de la rétine à la partie inférieure.

Vision : Œil droit avec + 0,75 = 1.
Œil gauche = 1/10.

L'autre cas avait été observé par Pflüger (77). Le décollement se produisit par suite de l'absence du flux menstruel à une époque où il aurait dû apparaître. La femme, âgée de 51 ans, était bien portante et régulièrement menstruée. Tout d'abord un bon résultat fut obtenu par des injections d'iode et par un traitement qui rétablit la menstruation. Mais, quelques semaines plus tard, on pouvait constater une atrophie du nerf optique.

Le nerf optique est, en effet, souvent le siège d'une inflammation par suite de l'aménorrhée. L'état inflammatoire se produit très rapidement et aboutit fréquemment à l'atrophie. Il est presque de règle que les deux yeux soient atteints en même temps.

Christensen (14) en observa un cas chez une femme de 33 ans, qui avait des attaques épileptiques avant chaque menstruation. Celle-ci n'ayant pas paru à une certaine époque, il survint de la névrite optique. Les papilles s'atrophièrent peu à peu, et le furent complètement au bout d'un certain temps.

L'inflammation du nerf optique s'accompagne de violents maux de tête, qui apparaissent dès le début, et la vue s'affaiblit ordinairement très vite. Dans le cas de Christensen, l'aveuglement fut complet dans l'espace d'une heure.

Le pronostic n'est pas toujours aussi défavorable, car l'atrophie peut n'être que partielle, et laisser à la malade une acuité visuelle suffisante.

OBSERVATION LVII (Despagnet, 26).

Mme B..., 31 ans, est mariée depuis l'âge de 17 ans ; elle est mère de trois enfants. Elle n'a jamais été malade, n'a jamais eu la syphilis, a été toujours bien réglée jusqu'à ces derniers temps. Ses couches ont été normales. Il y a un an, elle était enceinte de six semaines, lorsqu'elle fit une fausse couche sans trop savoir pour quelle raison. Pendant les douze jours qui suivirent, elle eut des métrorrhagies abondantes. Néanmoins elle se rétablit, et, deux mois après, ses règles revinrent comme à l'ordinaire sans douleurs et aussi abondantes que par le passé.

Au mois d'octobre 1880, la menstruation ne se fit pas à son époque. Il y avait déjà un retard de quinze jours lorsque la malade fut prise de violents maux de tête et d'éblouissements. Puis subitement, quelques jours après, la vision de l'œil gauche s'affaiblit. La veille, cet œil avait été le siège d'une démangeaison violente. Enfin, après vingt-cinq jours de retard, les règles apparurent et B... perdit du sang pendant trois semaines. La veille du jour où les règles étaient revenues, l'œil droit avait présenté les mêmes phénomènes que l'œil gauche. La vue subitement s'était affaiblie. A partir de cette époque, la malade fut sujette à de violentes crises d'hystérie qui se reproduisaient trois et quatre fois par semaine. Ses règles furent régulières mais peu abondantes, ne durant qu'un jour au lieu de cinq ou six comme autrefois. De plus, elles étaient devenues très douloureuses et le signal de crises nerveuses encore plus violentes. Aujourd'hui, 9 janvier, l'état général est le même que celui que nous venons de décrire. Ajoutons que les digestions de la malade sont mauvaises et que sa mémoire s'est considérablement affaiblie. Elle ne présente aucune trace d'ataxie ou de glycosurie ou d'altération cardiaque. L'affection des yeux semble rester stationnaire. OD, S=1/2. OG, S=1/4 — Le champ visuel est rétréci irrégulièrement. A l'ophtalmoscope, on trouve une atrophie papillaire partielle plus prononcée du côté externe. On prescrit une potion iodo-bromurée et l'application, tous les mois, de 4 sangsues à la partie interne des cuisses. Nous avons continué à voir régulièrement la malade, l'état de ses yeux est toujours resté le même. C'est donc une atrophie de papille partielle développée sous l'influence de la dysménorrhée.

La guérison complète n'est pas très rare, quand on parvient à rétablir la menstruation. Machek (60) en observa un cas, qui était compliqué de rétinite et de choroïdite disséminée.

Dans une observation de Meyer (64), l'acuité visuelle, qui s'était abaissée à 1/3, revint à la normale et le fond de l'œil ne présenta plus traces de lésions.

On trouve, en effet, pendant l'état aigu, de la congestion de la papille. Les veines surtout sont fortement remplies et turgescentes. Les contours de la papille sont effacés par de l'œdème, et la teinte rosée normale a disparu. Nous trouvons, du reste, tous les symptômes décrits dans une observation du Dr Fr. Stocker (Lucerne) publiée par Cohn.

OBSERVATION LVIII (Trad. inéd., S. Cohn, 16, pag. 113).

Mlle B..., âgée de 28 ans, était régulièrement menstruée toutes les quatre semaines; l'année dernière, dans laquelle elle passa ses examens pour un emploi des postes, elle était en traitement pour anémie. Les règles se changeaient depuis ce moment en prenant un type de trois semaines. Le 8 avril 1889, les règles devaient se produire; elles ne venaient pas; par contre, la malade, comme elle le constata au réveil, le lendemain matin, avait été atteinte d'une hémianopsie inférieure de l'œil gauche. Pendant la journée se produisait une aggravation sensible de l'état, qui, dans la nuit, se transforma en amaurose.

A l'examen, la pupille de l'œil atteint était modérément agrandie sans réaction directe. Celle-ci fut cependant produite volontairement par la lumière, la convergence et l'accommodation. L'état ophtalmoscopique était complètement négatif dans les premiers jours. Le 11 avril, une stase veineuse commençait à devenir visible sur la papille gauche; en même temps, se produisait un gonflement et les limites inférieures devenaient indécises. On n'apercevait pas de pulsations. Après la menstruation suivante, que l'on avait rétablie par un traitement, l'image de la papille proéminente ne changeait pas, cependant la réaction des pupilles se rétablissait lentement (elle s'aggrava plus tard encore une fois) et la malade pouvait compter des doigts à la périphérie. Le *visus centralis* était à cette époque toujours encore plus petit que 0,008. — Après la seconde période, environ sept semaines après le début des troubles de la vue (27, V), le *visus centralis* éprouva une amélioration marquée jusqu'à 0,7, et l'annotation périmétrique montrait une extension normale du champ visuel, cependant il y avait encore une petite limitation pour les couleurs. La papille était encore un peu pâle, l'incertitude des limites qui existait autrefois avait cependant diminué. A la suite, l'acuité visuelle s'améliora constamment. L'examen du 13 juin constata un Visus de 0,8, et, le 1er septembre, l'œil avait de nouveau atteint : V = 1,0. — La papille, auparavant pâle, avait repris la teinte rosée normale dans le centre jusque vers la périphérie, les veines étaient encore plus larges, les artères un peu plus étroites qu'à l'autre œil.

Jusqu'ici nous voyons que la lésion peut être perçue, car elle s'étend jusqu'à la papille, où, à l'aide de l'ophtalmoscope, on reconnaît de l'hyperémie, de l'œdème et un changement de coloration. Mais nous pouvons penser que l'inflammation peut rester limitée à la portion intra-crânienne du nerf optique et produire de même de l'amblyopie ou l'aveuglement complet. On explique mieux ainsi les quelques cas que les auteurs considèrent comme de l'amaurose. Cette inflammation passagère n'aboutit pas à l'atrophie du nerf optique et disparaît lorsque la menstruation est rétablie.

OBSERVATION LIX (Brierre de Boismont, 9).

Virginie Shévat, couturière, 32 ans, après la suppression des menstrues, ressent de violentes douleurs de tête et la vue commence à s'affaiblir dans les deux yeux. Les objets paraissent recouverts d'un nuage épais. Elle peut se conduire. Pas d'inflammation, humeurs transparentes, pupilles largement dilatées, immobiles même à l'approche d'une vive lumière. Douleurs frontales vives et irrégulières. État général excellent.

En fermant l'œil droit, elle ne voyait avec l'autre que la moitié des objets qu'on lui présentait. En regardant avec les deux yeux, elle distinguait les objets dans toute leur étendue, mais d'une manière confuse.

Les maux de tête disparurent, et la vue s'améliora sensiblement dès que les règles reparurent au neuvième mois.

OBSERVATION LX (J. Samelsohn, 88).

Amaurose absolue, suite d'une interruption brusque du flux menstruel.

Une jeune fille de 21 ans travaille, ayant ses règles, à pieds nus dans un ruisseau, le 30 juillet. Cessation immédiate de l'écoulement sanguin. Dès le soir, sensation particulière de pression dans les deux orbites.

Amaurose absolue double le 5 août au matin.

Rien absolument à l'examen ophtalmoscopique pratiqué dès le surlendemain. La malade accuse des douleurs intra-oculaires qui augmentent notablement quand on comprime le globe de l'œil. Bains de pieds sinapisés ; sinapismes aux cuisses ; tartre stibié à doses réfractées ; saignée temporale.

Le lendemain, 9, à la suite d'une forte diaphorèse occupant surtout la moitié droite de la face, et d'un écoulement abondant de larmes par l'œil droit, il y a dans cet œil diminution des douleurs et retour des impressions lumineuses quantitatives pour la portion centrale du champ visuel.

Le 11 au soir, les sueurs ayant toujours continué, il y a une amélioration considérable de la vue dans l'œil gauche, précédée aussi par un flux lacrymal.

Le mois suivant, malgré des emménagogues, la jeune fille n'eut pas ses règles, qui reparurent seulement sept semaines après leur suppression brusque; en même temps disparurent les derniers troubles visuels.

OBSERVATION LXI (Galezowski, 32).

Amaurose cérébrale double, due à la suppression de l'époque menstruelle. — Guérison.

Mme Augustine G..., âgée de 24 ans, sans profession, fut amenée par son mari à la clinique de M. Desmarres, le 19 octobre dernier, pour une cécité complète. C'est une personne douée d'une bonne constitution et d'un tempérament nerveux; elle a toujours été bien portante et n'a eu d'autres maladies qu'une fièvre typhoïde avec symptômes cérébraux à l'âge de 16 ans. Elle est régulièrement réglée depuis l'âge de 13 ans, pendant huit jours tous les mois.

A l'âge de 21 ans, elle s'est mariée; elle a eu un enfant au bout d'un an. Elle ne l'a pas nourri. Aussi, au bout de six semaines, a-t-elle vu reparaître ses règles. Elles sont ensuite revenues tous les mois, assez abondamment, mais ne durant pas plus de cinq jours. La vue était toujours excellente pendant comme après cette grossesse.

Le 11 août dernier, Mme G... accoucha d'un autre enfant, sans le moindre accident. Elle le mit en nourrice comme le premier. Ses forces revinrent rapidement, et elle reprit toute sa bonne santé. Elle attendait le retour des menstrues vers le 30 septembre, c'est-à-dire six semaines après la délivrance, mais elle les attendit en vain. Dans les premiers jours du mois d'octobre, elle ressentit un peu de malaise, sans que pour cela la santé générale fût notoirement troublée.

Le 16 octobre, en se levant comme d'habitude et sans qu'elle eût souffert le moins du monde, elle s'aperçut qu'elle ne voyait plus du tout de son œil droit; de l'autre œil, elle distinguait bien. Le médecin qui fut appelé conseilla à la malade d'appliquer un vésicatoire derrière l'oreille droite et des sinapismes aux jambes, médication qui ne produisit aucun effet. Cet accident n'empêcha pas la malade de sortir le dimanche suivant (18 octobre) à la promenade ; mais à peine eut-elle suivi les boulevards jusqu'à la Madeleine, qu'elle reconnut, tout épouvantée, qu'elle ne voyait plus du tout ni de l'un ni de l'autre œil. Elle était complètement aveugle, et le mari fut forcé de la ramener chez elle.

Le lendemain, 19 octobre, elle fut amenée à la Clinique, et je pus constater aussitôt qu'en effet la malade avait complètement perdu la vue, qu'elle ne distinguait même pas le jour de la nuit. Les membranes externes ne présentaient aucun changement, les yeux n'étaient point déviés, les pupilles étaient médiocrement dilatées et ne se contractaient que faiblement sous l'influence de la lumière. A l'ophtalmoscope, je ne trouvai qu'une congestion légère des deux papilles du nerf optique, principalement de celle de l'œil droit. Cette congestion présentait ceci de particulier, que toutes les branches collatérales et secondaires de la papille étaient sensiblement dilatées ; les branches principales, au contraire, conservaient leur volume normal. Il y avait donc congestion papillaire.

Il n'existait pas la moindre infiltration de la rétine ni du nerf optique ; aucune infiltration le long des vaisseaux, aucun épanchement de sang. Rien dans les autres membranes de l'œil, rien dans la macula.

La malade nous déclarait n'avoir observé aucun signe précurseur de la cécité, pas d'étincelles, pas d'éclairs ; la vue s'était éteinte sans souffrances. Quelques jours avant cet accident, Mme G... nous dit avoir éprouvé seulement quelques vagues douleurs de tête. Il n'y avait point de diminution dans la sensibilité des bras et des jambes, non plus que dans la force musculaire des deux côtés du corps.

Malgré l'absence totale de symptômes d'affection cérébrale, nous n'avions aucun doute sur le siège du mal. Cet état des yeux, nous l'avons attribué à la congestion des corps quadrijumeaux, congestion occasionnée par la suppression ou la non-apparition des règles après les couches. Nous étions d'autant plus autorisé à admettre la congestion comme cause de cette amaurose que des faits de ce genre ont été observés et décrits par plusieurs auteurs, entre autres par MM. Desmarres, Andral, Brown, Santesson, etc., faits sur lesquels nous reviendrons encore.

Le traitement était donc tout indiqué par la cause qui avait occasionné le mal. Il fallait attirer le sang vers les parties génitales et provoquer une sorte de menstruation artificielle. Nous avons prescrit en conséquence l'application de dix sangsues à la vulve ; un purgatif le lendemain ; des compresses d'eau froide sur les yeux et sur la tête.

Les sangsues ont été posées à 4 heures de l'après-midi, aussitôt après la consultation, et le lendemain 20 octobre au matin la malade recouvra complètement la vue.

Ce retour de la vision s'est maintenu pendant toute la journée. Craignant cependant que cette amélioration ne fût que passagère, le mari appliqua le soir même les vésicatoires, qui ne lui avaient été prescrits que comme ressource extrême. Or, à la suite de cette vésication, la vue s'éteignit de nouveau complètement ; mais une application de sinapismes aux jambes suffit pour qu'elle revînt le lendemain même dans toute son intégrité.

Cette seconde attaque d'amaurose a duré sept heures. Depuis, la guérison s'est maintenue, et la malade voyait, le 30 octobre, tout aussi bien qu'auparavant.

Pour prévenir de nouvelles récidives, nous lui avons conseillé de prendre un bain de pieds sinapisé tous les deux jours pendant deux semaines, de se tenir en éveil à l'époque de la prochaine apparition des règles et d'appliquer des sangsues aux parties génitales, si elles tardaient à reparaître.

Dans un cas observé par Skorkowski et Kofminski (92) l'amaurose dura six jours.

Les deux yeux ne sont pas toujours atteints. Brown (Musselburgh) (10) la constata sur l'œil gauche en même temps que de l'hémiplégie. Elle dura six mois, puis la vue se rétablit complètement.

Il résulte donc des observations qui relatent des troubles oculaires en rapport avec l'aménorrhée que toutes les parties de l'œil peuvent être lésées, mais qu'on rencontre plus fréquemment des états inflammatoires portant sur le tractus uvéal et sur le nerf optique. Nous voyons aussi que la ténacité des affections oculaires est d'autant plus grande que la menstruation se rétablit plus difficilement.

c). Dysménorrhée.

Nous considérerons comme faisant partie de la dysménorrhée toute menstruation qui s'accompagnera d'une trop faible ou d'une trop grande perte de sang, ainsi que toute menstruation qui apparaîtra avec des symptômes douloureux intenses, en dehors de la puberté et de la ménopause, que nous avons déjà étudiées.

Les troubles dysménorrhéiques sont généralement sous la dépendance d'une maladie générale. Ils se produisent chez des femmes anémiques, chlorotiques ou scrofuleuses. La scrofule surtout est fréquente lorsque l'instauration menstruelle s'est opérée depuis peu de temps.

Les troubles oculaires apparaissent avec d'autant plus d'intensité que les douleurs sont plus violentes, et, sans en faire une règle absolue, s'impriment fréquemment du cachet de la diathèse. C'est ainsi que l'on voit survenir, au moment des époques menstruelles, des blépharites, des conjonctivites. Lacambre et Courserant (Cohn, 16, pag. 42) en ont signalé plusieurs cas. On en rencontre tous les jours dans les Cliniques et l'on voit aussi ces affections, existant en dehors des règles, subir des poussées plus ou moins aiguës, suivant que les troubles de la menstruation sont plus ou moins prononcés. Il n'est pas rare d'observer en même temps de l'eczéma sur diverses parties du corps et principalement à la face.

La conjonctive bulbaire peut être attaquée aussi bien que la conjonctive palpébrale et devenir le siège de phlyctènes, de poussées eczémateuses.

Une lésion rare, que nous avons pu observer dans le cas suivant, est l'ecchymose sous-conjonctivale.

OBSERVATION LXII (Inédite).

Le 24 mars 1892, Mlle M..., âgée de 23 ans, s'aperçoit, en se levant, qu'elle a sur l'œil droit une tache rouge: elle s'est développée dans la nuit sans aucune douleur. C'est une ecchymose occupant toute la moitié externe de la conjonctive bulbaire. Elle est apparue en même temps que l'écoulement menstruel, qui fut d'ailleurs bien moins abondant que d'habitude. Un écoulement leucorrhéique précède et suit toujours l'apparition des règles. La malade se plaint en même temps de douleurs abdominales.

Le même accident lui était arrivé quelques mois auparavant, coïncidant toujours avec l'arrivée des règles; mais l'ecchymose était moins étendue.

28 mars. L'ecchymose est à peu près résorbée, sauf une bordure scléro-cornéenne et une petite tache tout à fait externe, qui persistent.

Cette observation nous parait intéressante, en ce que l'ecchymose sous-conjonctivale n'a jamais été signalée en rapport avec les troubles utérins.

Nous n'avons trouvé aucun autre cas semblable dans les auteurs. De plus, les troubles qui surviennent du côté de la conjonctive et de la sclérotique s'accompagnent ordinairement de phénomènes inflammatoires plus violents. Ici, la malade s'aperçoit seulement au réveil qu'elle a une tache rouge sur l'œil, sans avoir éprouvé la moindre douleur de ce côté-là, et l'épanchement sanguin se résorbe aussi facilement avec la cessation de l'écoulement menstruel.

Les lésions qui intéressent la cornée sont plus graves. On rencontre des kératites ulcéreuses ou vasculaires. Elles peuvent aboutir à la suppuration, et, dans tous les cas, elles ont une influence funeste sur la transparence de la cornée. Elles ont pour résultat la production de taches et de leucomes, gênant ainsi à divers degrés la fonction visuelle, l'abolissant quelquefois complètement.

Il existe cependant des exceptions, et le cas suivant est remarquable par sa bénignité.

OBSERVATION LXIII.

(Trad. inéd. Ranschoff, 80, *in*. S. Cohn. 16, pag. 44).

Ranschoff décrit une affection de la cornée chez une femme de 28 ans, qui actuellement, après le mariage, ne se produit que pendant des douleurs fortes de la menstruation, qui cependant s'était produite auparavant régulièrement à l'époque des périodes chez cette malade, qui alors était chlorotique. Des phosphènes et des larmes apparaissent au début. Le jour suivant, on peut observer une injection ciliaire modérée, et, en même temps, se montrent dans le centre de la cornée de 8 à 10 petites infiltrations très limitées, qui n'ont aucune tendance à se réunir. Un jour plus tard, se produit un soulèvement de l'épithélium des infiltrations, qui forme de petites vésicules. A la décroissance des douleurs, l'épithélium se détache, et, le septième jour, existe une régénération complète, au point qu'on ne peut plus reconnaître aucune altération même avec une loupe. V = 5/4.

C'est le cas le moins fréquent, et l'on voit plutôt la formation d'abcès, qui arrivent à la perforation de la cornée ; par suite, surviennent des complications de voisinage, parmi lesquelles l'iritis est la plus commune.

Parmi les troubles oculaires que l'on rencontre rarement en rapport avec la dysménorrhée, il faut citer la paralysie des oculomoteurs. Joachim (46) la constata quatre fois survenant au moment des règles, sur 15 observations.

S. Cohn en rapporte un cas.

OBSERVATION LXIV (Trad. inéd., S. Cohn, 16, pag. 50).

Une jeune fille de 17 ans, bien portante, vigoureuse, est atteinte depuis quatre ans, tous les mois à l'époque des règles peu abondantes, de maux de tête, de vomissements et de paralysie des oculo-moteurs. Le jour du début de la menstruation, existe une paralysie complète: fermeture de la paupière supérieure, élargissement de la pupille, paralysie de l'accommodation et rotation de l'œil en bas et en dehors. Les deuxième et troisième jours, les symptômes diminuent, la dilatation des pupilles dure plus longtemps et ne disparaît fréquemment qu'après le huitième jour. On ne trouve rien autre chose d'anormal. Il s'agit donc d'une affection de la troisième paire nerveuse, qui a pour résultat la cessation des fonctions de la paupière supérieure, des droits supérieurs, inférieurs et internes. Le droit externe seul, qui est abducteur, fonctionne.

L'asthénopie, accommodative ou musculaire, n'est guère plus fréquente. Elle a été signalée par C. S. Morse (69).

Les lésions se portent de préférence sur le tractus uvéal. Nous avons vu, du reste, que cette partie de l'œil est la plus sensible aux troubles de la menstruation. L'iris, la choroïde peuvent être le siège d'une inflammation à part ou simultanément, et on rencontre diverses formes d'iritis, de choroïdite, d'irido-choroïdite.

C'est l'iritis séreuse qui se manifeste ordinairement. Elle s'accompagne de symptômes douloureux assez violents. La malade ressent une sensation de plénitude et de chaleur, qui s'explique par l'augmentation de tension des milieux de l'œil. Il y a de la photophobie et du larmoiement. L'iris se décolore plus ou moins et la pupille n'est que légèrement déformée. Nous retrouvons encore ici la tendance rapide à la formation de synéchies, qui cèdent difficilement à l'atropine. Le cristallin est aussi souvent intéressé dans les troubles dysménorrhéiques. En même temps qu'apparaît l'iritis, il subit un assombrissement que Michel a dénommé « *cataracte d'inanition ou cachectique* ». (Cohn. 16, pag. 44).

Tous ces symptômes sont nettement décrits dans plusieurs observations.

OBSERVATION LXV (Lerat, 55).

Marie Ravelot, de la Verrière, canton de Mortagne, est âgée de 31 ans. Constitution assez faible. Jamais d'affections graves. Pas de manifestations diathésiques. Les yeux et son teint sont bruns, ses cheveux très noirs.

Elle est sujette aux crampes d'estomac.

Cette gastralgie paraît se rapporter à la leucorrhée assez abondante qu'accuse la malade. Les règles viennent cependant assez bien, elles sont toutefois très peu colorées.

A chaque époque, la malade éprouve une tension douloureuse dans les yeux, en même temps qu'un peu d'irritation avec rougeur des paupières.

Le 15 janvier, apparurent les règles, que la malade n'attendait que vers la fin du mois ; elles étaient bien plus abondantes que d'habitude et constituèrent même une véritable perte.

Vingt-quatre heures après le début de l'écoulement, la malade ressentit dans l'œil droit une sensation de plénitude et de chaleur; puis, dans la soirée, 16 janvier, des douleurs vives apparurent sous forme d'élancements dans l'œil et de pulsations douloureuses au fond de l'orbite.

Dans la nuit du 16 au 17, ses douleurs se propagèrent à toute la moitié droite de la tête.

C'est le 17 janvier qu'elle se présenta à la Clinique avec de la photophobie et du larmoiement. On put constater chez elle une iritis séreuse avec trouble et augmentation de tension dans la chambre antérieure. Léger changement de coloration de l'iris, qui était devenu un peu tomenteux. La forme de la pupille était aussi un peu modifiée, quoique légèrement, par des synéchies postérieures assez lâches. Après une instillation d'atropine, elle prit la forme d'un cœur de carte à jouer.

OBSERVATION LXVI (Kay, 49).

Iritis séreuse.

Miss W..., domestique, née aux États-Unis, vient consulter pour un affaiblissement marqué de la vue, accompagné de douleurs névralgiques très intenses dans l'œil gauche. Ces accidents remontaient à deux semaines. La semaine suivante, les douleurs deviennent plus intenses, et, au bout de trois jours, la vue est complètement obscurcie. Cette fille est toujours mal réglée. Ses règles sont irrégulières et peu abondantes. Elles sont survenues la veille du début de l'affection oculaire.

Acuité visuelle par un jour sombre : OD = 12/20 ; OG = vaguement la main à un pied de distance.

L'examen ophtalmoscopique montre des dépôts inflammatoires sur la courbe postérieure de la cornée et des opacités dans l'humeur vitrée. Diagnostic : iritis séreuse.

Traitement : dilatation de la pupille par un collyre d'atropine ; verres fumés ; lotions chaudes ; sangsues aux tempes ; pilules de bichlorure d'hydrargyre ; régime général tonique et fortifiant. Amélioration de l'œil. Le traitement est suivi plusieurs mois. Les règles viennent à se régulariser, et la malade recouvre le plein exercice de ses fonctions visuelles.

OBSERVATION LXVII (Oursel, 73).

Iritis séreuse double. Pas de diathèse. Influence de la menstruation irrégulière sur la marche de cette affection.

Mlle X..., 19 ans, relieuse, se présente à la clinique du Dr Courssserant en mars 1878. Elle se plaint d'un affaiblissement considérable de la vue, qu'elle fait remonter à trois semaines environ. Elle n'a jamais souffert des yeux. La maladie a débuté par des douleurs névralgiques siégeant dans les paupières. Les yeux, surtout le droit, sont devenus rouges, larmoyants, douloureux à la pression ; ils ont perdu leur éclat. Enfin l'acuité visuelle a baissé d'une façon rapide, surtout dans les cinq jours qui précèdent sa venue à la Clinique. La jeune malade est dans une période menstruelle. Celle-ci, qui avait retardé de quatre à cinq semaines, est survenue brusquement, douloureuse, sous forme de perte. Il est facile de diagnostiquer une iritis séreuse avec nombreux dépôts sur la descemétite et sur la cristalloïde antérieure avec accumulation dans les parties déclives des chambres antérieures. Le faux hypopyon est plus marqué à droite.

Acuité visuelle : OD = 6/36 ; OG = 6/12.

Après avoir scrupuleusement interrogé la jeune malade et ses parents, on est en droit d'exclure l'idée de toute diathèse syphilitique ou rhumatismale. Mais on apprend que la jeune fille est fort mal réglée. La première menstruation a paru à l'âge de 15 ans, et, depuis cette époque, la jeune X... passe souvent deux ou trois mois sans voir l'écoulement menstruel se produire. Elle est alors fortement indisposée pendant les époques menstruelles absentes. Elle souffre des reins, a des palpitations, quelquefois même des syncopes. Sa mère la soupçonne, en outre, d'avoir des habitudes de masturbation très prononcées. On institue le traitement basé sur des sudations, des pilules de bichlorure d'hydrargyre, des purgatifs, des révulsifs sur les membres inférieurs, des fumigations vaginales.

La jeune X... est suivie pendant huit mois. Pendant ce temps, elle présente des alternatives d'amélioration et d'aggravation, ces dernières coïncidant toujours avec l'évolution menstruelle. Le mieux s'accuse si l'écoulement utérin s'établit avec facilité et abondance Au contraire, tous les phénomènes objectifs et subjectifs s'accentuent si la période menstruelle vient à manquer en partie ou en totalité.

Au commencement de novembre, une poussée glaucomateuse vient se déclarer du côté droit. La tension $= T + 2$. Le champ visuel se rétrécit en dedans. Des arcs-en-ciel colorés se montrent autour des lumières. Malgré l'emploi des myotiques, administrés avec beaucoup de prudence en raison des phénomènes d'iritis, la maladie s'accentue dans le sens du glaucome. On propose une iridectomie à droite. La malade demande quelques jours de répit. Elle désire attendre la période menstruelle qui doit se faire dans six ou huit jours. Les règles ne viennent pas ; on insiste pour l'opération. La malade repousse toute intervention chirurgicale et ne vient plus à la Clinique.

OBSERVATION LXVIII (Noblot, 71).

Mme M..., 45 ans, de constitution très robuste. Pléthorique. Pas de diathèse.

Il y a quatre mois, ses règles se sont arrêtées après un jour d'écoulement, puis elles se sont montrées le mois suivant, régulières et abondantes.

Le mois dernier, elles furent plus abondantes que d'habitude et constituèrent une véritable perte. Quelques heures après l'apparition du flux menstruel, la malade éprouve dans l'œil gauche une sensation de chaleur particulière qui s'accompagne d'élancement et de douleurs pulsatiles dans l'orbite.

Le lendemain, elle a du larmoiement et de la photophobie. Elle vient à la Clinique ophtalmologique de l'hôpital Saint-André, et on constate chez elle l'existence d'une iritis séreuse avec troubles de l'humeur aqueuse, décoloration de l'iris et douleurs ciliaires.

Traitement. — Instillations d'atropine.

Ce mois-ci, les règles n'ont pas reparu, mais les accidents oculaires se sont un peu amendés.

Nous voyons que l'iritis peut intéresser les deux yeux ou un seul, et que dans tous les cas le pronostic n'est pas absolument défavorable. Si on n'obtient pas la guérison complète, le plus souvent on arrive à une amélioration notable, même lorsqu'on a des complications.

Dans le cas suivant, une hémorrhagie à répétition dans les chambres antérieures, qui se produisit en même temps qu'une iritis double, n'empêcha pas la malade de recouvrer une vue normale à un œil et une grande amélioration à l'autre.

OBSERVATION LXIX (Oursel, 73).

Iritis double. Hémorrhagie à répétition dans les chambres antérieures au moment des époques menstruelles.

Mme D..., 26 ans, deux enfants, bonne santé habituelle, pas de diathèse. Se présente à la clinique de M. Coursserant, le 7 mai 1878, pour des troubles oculaires remontant à quinze jours environ. Ces troubles oculaires ont débuté au moment d'une période menstruelle. La maladie a commencé par une rougeur conjonctivale occupant les deux yeux et plus intense du côté gauche; rougeur conjonctivale accompagnée de névralgies circum-orbitaires, d'élancements et de douleurs dans les globes oculaires avec photophobie et larmoiement. Le médecin de la malade la traite pour une conjonctivite et ordonne un collyre au sulfate de zinc. Sous l'influence de cette médication, les phénomènes cités plus haut augmentent d'intensité; la vision devient confuse et la malade se décide à venir consulter. On constate une double iritis séreuse avec synéchies postérieures plus abondantes du côté gauche, quelques flocons dans l'humeur aqueuse et un léger pointillé à la face postérieure de la cornée et sur la cristalloïde antérieure, surtout à gauche. Les deux yeux sont douloureux à la pression. Tension au-dessus de la normale. T + 1.

Acuité visuelle = OD = 6/24. OG = 6/18.

Le corps vitré ne paraît pas atteint. On constate seulement un peu de rougeur des papilles optiques. Rien sur la rétine, rien dans la choroïde. — Traitement : Collyre d'atropine, compresses chaudes, pilules de calomel et sulfate de quinine, onctions mercurielles belladonées sur le front et sur les tempes, deux sangsues aux apophyses mastoïdes, deux transpirations par semaine au lit, lunettes fortement teintées.

Sous l'influence de cette médication les douleurs cessent, les pupilles se dilatent ; mais du côté gauche deux ou trois synéchies résistent aux mydriatiques.

23 mai. Quinze jours après la première visite, quatre ou cinq jours avant les règles, les douleurs reparaissent, les pupilles se contractent de nouveau. La vision, qui s'était améliorée, retombe :

AV = OD 4/36. OG 4/18 très péniblement.

L'écoulement menstruel s'établit le 27 mai ; mais cet écoulement est douloureux. Pourtant les pupilles se laissent redilater par l'atropine ; les synéchies semblent plus résistantes et plus organisées au côté gauche. Le traitement est continué, et l'amélioration, lente, va en s'accentuant jusqu'à la nouvelle époque menstruelle, qui arrive prématurément le 17 juin.

De nouveau, la vision baisse, l'humeur aqueuse se trouble davantage. Les pupilles réagissent moins sous l'influence de l'atropine, et l'amélioration constatée précédemment disparait de nouveau ; on insiste sur le traitement local et on ordonne des sinapismes et des applications de sangsues à la face interne des cuisses.

Cette dernière époque se passe mieux que la précédente, et l'on constate de nouveau une amélioration du côté des yeux.

L'acuité montre et atteint OD = 6/12 ; OG = 6/18. Les synéchies du côté gauche semblent vouloir se déchirer ; elles s'allongent sous l'influence de l'atropine. L'humeur aqueuse s'éclaircit, et la face postérieure de la cornée paraît se nettoyer.

A la fin de juin, la malade perd une petite fille, ne se soigne pas pendant quelque temps et voit son état général et oculaire redevenir mauvais. Au moment où la nouvelle époque menstruelle devait arriver, elle est prise de douleurs de reins, de crampes dans les jambes. La fonction ne se fait pas et elle revient nous voir avec une augmentation considérable des premières lésions constatées et l'apparition dans les deux chambres antérieures de deux épanchements sanguins. A droite, l'épanchement n'atteint pas le bord inférieur de la pupille. A gauche, l'ouverture pupillaire est masquée dans une bonne moitié. Les douleurs oculaires ont augmenté beaucoup et la malade peut à peine se conduire seule. On éclaire avec peine des deux côtés le fond de l'œil.

Traitement : Application répétée de la ventouse Heurteloup aux tempes, purgatifs drastiques. Les deux épanchements se résorbent lentement. Après leur disparition il s'est établi des synéchies ; nombreuses au côté gauche, elles sont discrètes du côté droit. Le traitement est continué ; mais la malade ne récupère pas l'amélioration visuelle relevée à la seconde visite.

Dans la première quinzaine d'août, époque à laquelle la malade devait avoir ses règles, la menstruation ne se fait pas et il se produit de nouveau deux hémorrhagies dans la chambre antérieure. Les douleurs ciliaires sont violentes, les pupilles se contractent, des adhérences s'organisent fortement surtout et toujours du côté gauche, et dès cette époque il devient évident qu'un traitement chirurgical sera nécessaire. La résorption de ces deux hémorrhagies demande quinze jours environ, et lorsque le sang a complètement disparu on pratique des deux côtés, dans la même séance, deux larges incisions de l'iris à la partie supérieure. Des adhérences solides entre la face postérieure de l'iris et le cristallin existaient surtout à gauche. Les suites de l'opération sont normales, la vision s'améliore, les douleurs cessent.

Au moment de l'époque menstruelle suivante les yeux deviennent plus sensibles. Les iris se dilatent moins bien par l'atropine. On applique des sangsues à la face interne des cuisses pour activer l'écoulement sanguin. La malade perd quelques caillots. Immédiatement la vision augmente, la chambre antérieure se nettoie, les douleurs cessent. L'acuité visuelle remonte et atteint O D 6/12 très facilement. O G un peu moins bonne. Les globes oculaires ne sont plus durs.

La malade a été suivie pendant longtemps. La guérison définitive n'a été obtenue que trois ou quatre mois après l'opération. Elle a très bien remarqué qu'à chaque époque de l'apparition des règles les yeux devenaient plus sensibles et la vision plus confuse pendant quelques jours.

Deux ans après l'opération, la vision était OD=1. OG=2/3.

La choroïde est aussi fréquemment atteinte que l'iris. On a affaire à la choroïdite disséminée, aboutissant à l'atrophie. Les symptômes qui l'accompagnent ne sont pas trop bruyants et ne le deviennent généralement qu'à la suite d'une fatigue. La malade s'aperçoit que sa vue baisse et, lorsqu'elle se livre à des travaux qui nécessitent une application soutenue, elle est prise de douleurs violentes dans l'orbite, de photophobie et de larmoiement. A l'examen, on découvre des plaques d'atrophie choroïdienne. L'amélioration survient assez rapidement quand on arrive à régulariser les menstrues.

OBSERVATION LXX (Galezowski, 35).

Mme ..., âgée de 30 ans, demeurant à Paris, vint me consulter le 16 janvier 1868, pour un affaiblissement des deux yeux; l'œil gauche était malade depuis deux ans, et l'œil droit depuis un an. Depuis le début de sa maladie, elle n'a cessé de se soigner sous la direction d'un oculiste de Paris, mais sans aucune amélioration. Mon examen m'a permis de constater une choroïdite atrophique disséminée gauche, avec flocon du corps vitré, et une choroïdite moins développée dans l'œil droit. La vue était affaiblie au point que de l'œil gauche elle lisait à peine le n° 7 de l'échelle typographique et de l'œil droit le n° 2. Les renseignements que j'ai pu recueillir sur les antécédents de la malade m'ont permis de rapporter la cause de la maladie à une suppression brusque des règles. En effet, depuis deux ans la malade est à peine réglée, tandis qu'auparavant le flux menstruel était des plus abondants et venait très régulièrement. Prenant en considération cette cause, j'ai conseillé à la malade d'appliquer à la fin de chaque époque menstruelle de deux à quatre sangsues à la partie supérieure et externe des cuisses. Ce traitement et quelques moyens topiques ont été appliqués assez exactement par la malade pendant plusieurs mois consécutifs, et le résultat satisfaisant a été le fruit de ce traitement. Déjà, le 12 mai, j'ai pu constater que la malade pouvait lire, quoique difficilement, de l'œil gauche le n° 2 de l'échelle et le n° 1 de l'œil droit. Les règles sont devenues plus abondantes et plus régulières.

OBSERVATION LXXI (Oursel, 73).

Choroïdite antérieure disséminée.

Mme H..., 37 ans, lingère, se présente le 30 février 1883 à la clinique du Dr Coursserant. Elle se plaint de ne plus pouvoir supporter la couture, surtout le soir à la lumière artificielle. Lorsqu'elle cherche à surmonter cette fatigue, elle est prise de violentes douleurs de tête et d'une sensation de brûlure qu'elle place très bien à l'intérieur des yeux. Si à ce moment elle presse sur les globes oculaires, certains points de ceux-ci sont extrêmement douloureux. Elle compare cette douleur à la sensation que pourrait produire une épingle enfoncée dans l'œil. Ces phénomènes s'accompagnent de photophobie et de larmoiement. Mme H... est dans cette situation depuis deux ans. Elle fait remonter le début de son affection à une péritonite d'origine traumatique. Depuis cette époque, la menstruation se fait très mal, et la malade accuse une augmentation de tous les symptômes au moment des époques, si ces dernières viennent à manquer ou sont peu abondantes La malade ne présente aucune trace de diathèse, ni syphilitique, ni rhumatismale.

Les yeux ne présentent rien d'anormal à l'extérieur. La tension est normale, peut-être même un peu abaissée. L'acuité à distance est des deux côtés 6/12, peut-être plus facilement à droite. Pas d'amélioration par les verres. Le champ visuel est légèrement obscurci dans les parties périphériques. La perception des couleurs est parfaite.

L'ophtalmoscope permet de voir que les milieux de l'œil, sont transparents. Rien d'anormal dans les parties centrales. Mais à la périphérie, en avant de l'équateur, la choroïde est envahie par un processus atrophique généralisé à toute cette zone. Ce sont de petits foyers d'aspect jaune pâle, les uns ronds, les autres irréguliers. Quelques-uns sont reliés entre eux par des prolongements pigmentaires. Dans certains points, le pigmentum paraît s'être accumulé en dehors de points voisins atrophiés. Les vaisseaux rétiniens qui passent devant ces plaques d'atrophie montrent que la lésion ste bien choroïdienne. Ces phénomènes sont plus marqués à gauche.

On donne à l'intérieur le bichlorure d'hydrargyre comme antiplastique, l'aconit. On prescrit le repos des yeux au moyen de l'atropine et des verres fumés, on prescrit aussi le traitement général, destiné à favoriser le cours des règles.

La malade a été suivie jusque dans ces derniers temps, et nous avons pu nous convaincre que les époques menstruelles avaient une influence manifeste, non sur les lésions anatomiques, mais sur la marche de l'acuité visuelle. Plus faible pendant les jours qui précèdent l'écoulement, elle devient toujours meilleure, soit pendant la période elle-même, soit les jours suivants. Et cette amélioration est d'autant plus marquée que l'écoulement utérin a été plus facile.

OBSERVATION LXXII (Oursel, 73).

Choroïdite antérieure de l'œil gauche.

Mlle L.... 28 ans, brunisseuse, se présente à la clinique du Dr Coursserant, le 12 février 1883. Cette jeune fille a présenté, à 14 ans, une attaque de rhumatisme poliarticulaire.

Réglée à 15 ans pour la première fois, elle eut à 17 ans une nouvelle attaque de rhumatisme au coude. Traitée à ce moment à Saint-Antoine, elle paraît avoir eu de la péricardite. Rechute à 21 ans. Depuis cette époque, elle est mal réglée et a des pertes blanches en grande quantité. Depuis plusieurs années, cette malade ne peut plus travailler longtemps la tête penchée. Au moment de ses époques, elle éprouve de violentes migraines, des vomissements, des douleurs vives dans les deux yeux, surtout à gauche.

Acuité visuelle = OD 6/12 ; OG 6/24.

Légère hypermétropie. Pas d'astigmatisme.

A l'ophtalmoscope, on ne découvre rien à droite. A gauche, en bas et un peu en dedans, on trouve un foyer de choroïdite aréolaire avec dépigmentation des parties périphériques. Tension— 1. Douleurs très vives à la pression dans la région du foyer choroïdien.

La malade, qui est très intelligente, nous raconte qu'au moment de ses règles tout travail appliqué lui est impossible avec cet œil gauche. Elle souffre en ce moment de douleurs ciliaires intenses, de photophobie et de blépharospasme.

On conseille une cure d'atropine, des applications de ventouses à la tempe suivies d'un repos complet des yeux dans l'obscurité pendant vingt-quatre heures, des lunettes fumées et des transpirations générales. On institue en même temps la médication emménagogue (sinapismes, fumigations vaginales, fer, amers).

La malade a été suivie pendant plusieurs mois, et nous avons pu constater nous-même l'influence de la menstruation sur la marche de l'acuité visuelle. Dans les derniers temps à la suite d'une suppression menstruelle de deux mois, tous les signes s'étaient aggravés ; les douleurs étaient plus intenses On propose à la malade une sclérotomie. Elle refusa et ne revint plus à la Clinique.

OBSERVATION LXXIII (Oursel, 73).

Choroïdite atrophique

Mlle B..., 26 ans, se présente à la clinique de M. Meyer, le 26 mai 1880, pour un affaiblissement marqué de la vue, surtout à droite. Cette jeune fille se plaint en outre de deux gros corps noirs qui la gênent quelquefois beaucoup lorsqu'elle veut fixer attentivement un objet.

La malade est d'une bonne santé habituelle ; on ne peut relever dans ses antécédents aucune trace de diathèse, seulement la menstruation se fait mal. Réglée pour la première fois à 14 ans 1/2, l'établissement de cette fonction s'est fait péniblement et jamais les règles n'ont été régulières, ni abondantes, sans cependant faire jamais complètement défaut. Aujourd'hui encore les règles sont douloureuses, peu abondantes et accompagnées de maux de tête et de vomissements. D'après ce que raconte la malade, les accidents oculaires se seraient montrés presque en même temps que l'apparition de la fonction menstruelle. De plus, à chaque période menstruelle, l'état oculaire deviendrait moins satisfaisant que pendant l'intervalle. L'aggravation des signes morbides serait d'autant plus marquée que l'évolution menstruelle serait plus douloureuse et moins abondante.

Acuité visuelle. — OD + 2,50. Compte les doigts à 1 mètre. — OG + 1,25.

A l'examen ophtalmoscopique, on constate dans le pôle postérieur de l'œil droit de nombreuses taches de choroïdite atrophique disséminée. Le corps vitré est rempli par une fine poussière. Cependant, en faisant mouvoir l'œil dans tous les sens, on finit par amener devant l'ouverture pupillaire deux flocons noirâtres un peu volumineux.

L'œil gauche ne présente pas de lésions bien caractéristiques. La région de la macula est seulement un peu plus pigmentée qu'à l'état normal.

Traitement. — Application répétée de ventouses aux tempes. Purgatifs, grands bains. Révulsifs sur les membres inférieurs. Toniques.

Sous l'influence de cette médication, les règles viennent moins douloureuses et plus abondantes. L'état des yeux s'améliore rapidement ; l'acuité visuelle regagne. Au bout de deux mois de ce traitement, pendant lesquels la menstruation s'est faite d'une façon à peu près normale, la malade a récupéré à droite 1/10 de la force normale de la vision.

La dysménorrhée occasionne plus rarement des troubles du côté de la rétine et du nerf optique.

Du côté de la rétine on rencontre surtout de la stase veineuse, de la congestion des vaisseaux, de la transsudation. A l'examen ophtalmoscopique, les veines paraissent gonflées et tortueuses ; les artères sont le siège de pulsations très nettes. Ces troubles se manifestent par de la photophobie, des brouillards devant les yeux et quelquefois par des maux de tête plus ou moins violents.

Meyer (64) en observa un cas chez une jeune fille de 14 ans, menstruée depuis un an très irrégulièrement. La stase veineuse persista très longtemps, mais la guérison fut complète.

Il en est de même dans le cas suivant.

OBSERVATION LXXIV (Oursel, 73).

Mlle L..., 14 ans. Parents sains. Apparence vigoureuse. Se présente à la clinique de M. Meyer, le 8 septembre 1884. Réglée depuis un an. Les règles sont toujours très irrégulières et assez pénibles.

Cette jeune fille se plaint d'obnubilations passagères de la vue, accompagnées de photophobie et de maux de tête. Ces phénomènes se montrent invariablement au commencement de chaque période menstruelle, pour disparaître quand l'écoulement utérin est bien établi.

Au moment où cette jeune personne se présente à la Clinique, elle se trouve dans une période menstruelle.

A l'examen, la force visuelle est normale pour les deux yeux. Le champ visuel est normal pour le blanc et pour les couleurs.

A l'ophtalmoscope, on remarque un certain degré de congestion de la rétine ; les veines sont gonflées et tortueuses. Des pulsations très marquées et très nettes se font voir dans les artères rétiniennes.

On institua un traitement général basé sur l'hydrothérapie, la marche, des révulsifs sur les membres inférieurs, des purgatifs drastiques.

Dans le courant du mois d'octobre, les règles sont venues plus facilement et les phénomènes oculaires se sont montrés moins accentués. On insiste sur la continuation du traitement. La malade reste deux mois sans reparaître à la Clinique, où elle ne revient que le 10 décembre. L'écoulement menstruel se fait maintenant avec facilité et abondance. Tous les phénomènes congestifs ont cessé du côté des organes de la vision.

La congestion rétinienne peut donc être la seule manifestation pathologique résultant de la dysménorrhée, rétrogradant sans amener de complications, mais les parois des vaisseaux rétiniens peuvent, dans certaines conditions, avoir une résistance insuffisante. Il se produit alors une hémorrhagie.

Nous verrons, en étudiant la pathogénie, que les germes

septiques peuvent altérer les parois vasculaires et que cette cause doit être considérée comme nécessaire, car la congestion seule ne suffit pas pour expliquer la rupture des vaisseaux sains. Nous arrivons ainsi à admettre que les agents infectieux, provenant de l'utérus et de son voisinage, transportés par le courant sanguin jusqu'à l'organe de la vision, provoqueront simplement la congestion si leur pouvoir pathogène est faible, et, s'il est intense, favoriseront la rupture des vaisseaux et, par conséquent, l'hémorrhagie.

Cette hémorrhagie peut être assez abondante pour se faire dans le corps vitré, comme il est relaté dans une observation.

OBSERVATION LXXV (Lerat, 55).

Mme G... habite Arton (Loire-Inférieure) ; elle est âgée de 33 ans, jouit d'une très bonne santé. Sa constitution est robuste, son teint coloré. La menstruation chez elle a toujours été régulière. Cependant depuis quelques mois elle accuse, à l'époque de ses règles, des troubles de la vue portant sur l'œil droit ; la vision reste toujours nette du côté gauche. Quand elle ferme le bon œil et qu'elle regarde un objet, elle en distingue à peine la forme et les contours ; elle le voit à travers un brouillard. Puis ce sont des points noirs qui voltigent devant son œil.

Pas de douleurs.

Tous ces troubles s'accentuent aux époques menstruelles sans disparaître complètement dans l'intervalle.

A la dernière époque, qui arriva le 14 novembre, l'écoulement menstruel s'établit comme d'habitude, c'est-à-dire facilement. Cependant le sang était moins abondant et plus pâle qu'à l'ordinaire.

Puis deux jours après le début de l'écoulement et en se réveillant la malade s'aperçut que la vision était complètement abolie du côté droit. Pour s'en assurer, elle ferma l'œil gauche et se trouva dans une obscurité complète.

Les règles s'étaient arrêtées.

Elle se présenta le 17 à la Clinique, où elle fut soumise à l'examen ophtalmoscopique. Il était impossible d'apercevoir le fond de l'œil, masqué qu'il était par une teinte rouge noirâtre.

M. Teillais conclut alors à une hémorrhagie rétinienne faite dans le corps vitré ou bien à une hémorrhagie choroïdienne ayant transsudé de manière à obscurcir la transparence du milieu de l'œil.

Huit jours après, la malade fut examinée de nouveau. La teinte noirâtre qui masquait la papille avait pâli, et il était même possible de voir distinctement le fond de l'œil en faisant regarder la malade à droite ou à gauche.

Au centre, l'épanchement sanguin existait.

Puis un troisième examen pratiqué plus tard permit de voir que le fond de l'œil avait repris à peu près son aspect normal.

Cependant on put constater l'existence de quelques petites taches blanchâtres à gauche de la papille et quelques petits flocons flottant dans l'humeur vitrée.

Enfin l'affection oculaire peut porter sur le nerf optique, l'intéressant isolément, ou s'étendant en même temps à la rétine. On a affaire alors, soit à de la névrite rétrobulbaire, qui a été désignée dans quelques cas sous le nom d'amaurose, soit à de la neuro-rétinite.

Aucun symptôme douloureux n'accompagne ces troubles. Ils apparaissent seulement par des dérangements fonctionnels, tels que : diplopie, amblyopie, cécité complète L'examen ophtalmoscopique met la lésion en évidence, à moins que l'inflammation du nerf optique n'atteigne pas la papille. L'affection peut ne se manifester que sur un œil ou intéresser les deux, et n'aboutit pas habituellement à l'atrophie du nerf, de sorte qu'on obtient, sinon la guérison, du moins une grande amélioration.

OBSERVATION LXXVI (Kay, 49).

Fanny R..., 22 ans, célibataire, domestique, se présente à la consultation de Bellevue Hospital (New-York City), le 30 juin 1873. Elle éprouva, il y a deux ans, une suppression menstruelle brusque. Depuis lors, les règles ont reparu, mais irrégulières et peu abondantes. Depuis deux semaines elle avait présenté des signes de diplopie intermittente accompagnés de douleurs sus orbitaires. Elle ne pouvait plus lire ni coudre. La malade est légèrement myope, mais ne se sert pas de verres. L'examen de la vision donne : OD = 14/200 ; OG = 14/80. Elle peut lire les petits caractères à la distance de dix pouces. Les pupilles se contractent paresseusement sous l'influence de la lumière.

L'examen ophtalmoscopique montre toutes les apparences d'une neuro-rétinite double bien accentuée.

Traitement — Émèto-cathartique, saignée aux tempes, toniques. Les règles se régularisent, la santé générale se relève. La vision subit une légère amélioration et la malade peut se servir de ses yeux.

Cette amélioration persistait depuis plusieurs mois, lorsque survint une nouvelle suppression des menstrues, amenée par une imprudence de la malade qui laissa ses pieds à l'humidité pendant l'écoulement cataménial. La vue baissa immédiatement et ne reprit que plusieurs mois après, alors que le traitement eut réussi à rétablir la menstruation.

En mars 1875, elle éprouva une sorte de suppression partielle. La vue baissa de nouveau. Vers la fin d'octobre 1876, époque à laquelle la malade fut vue pour la dernière fois, les règles étaient normales ; la vision était bonne et la santé générale ne laissait rien à désirer.

OBSERVATION LXXVII (Trad. inéd., S. Cohn, 16, pag. 190).

Horner cite le cas d'une jeune femme de 31 ans, qui devint amblyopique de l'œil droit après une menstruation abondante. Cet état se transforma dans trois jours en amaurose complète. L'œil gauche resta normal, et, à l'examen, on ne trouva aucune différence. La pupille seule de l'œil droit s'élargissait énormément quand l'œil gauche se fermait. Des injections de strychnine amenèrent une amélioration, de sorte que, quatre semaines plus tard, l'acuité visuelle était de 1/10.

Nous voyons en somme que la dysménorrhée, comme tous les autres troubles de la menstruation, peut intéresser les diverses parties de l'œil et que le tractus uvéal semble présenter une prédisposition particulière. C'est, en effet, sur l'iris et la choroïde que se localisent le plus fréquemment les lésions. Nous l'avions déjà noté dans les chapitres précédents. Du reste, si nous avons séparé les divers états qui ont rapport à la fonction menstruelle, nous avons eu surtout en vue la clarté du sujet, car, pratiquement, il est difficile de les séparer. On rencontre fréquemment des cas où la malade présente tantôt de la rétention des règles, du retard dans leur apparition, tantôt un écoulement sanguin diminué à une période, augmenté à la période suivante. Ces alternatives se représentent dans la puberté et la ménopause.

Il n'est donc pas étonnant de retrouver les mêmes lésions oculaires avec des troubles menstruels différents, et de voir, dans certaines observations, ces lésions, qui avaient paru pendant l'aménorrhée, être le siège de poussées aiguës pendant les règles accompagnées de violentes douleurs et d'écoulement sanguin peu abondant.

Mais, s'il est des affections oculaires semblables avec des troubles menstruels différents, il est aussi des points spéciaux suivant les irrégularités de la menstruation. Ce sont ces points que nous avons essayé de mettre en lumière en séparant dans divers chapitres les irrégularités du flux menstruel.

d). Avortement.

Les troubles oculaires qui peuvent survenir à la suite d'un avortement ont été peu étudiés. C'est à peine si on a rapporté quelques observations, et S. Cohn lui même, malgré l'importance de son travail, n'a pas consacré de chapitre à cette partie de la pathologie oculaire d'origine utérine. Il a simplement cité çà et là quelques cas et a porté surtout l'attention sur l'hémorrhagie.

Les lésions oculaires consécutives à l'avortement nous paraissent offrir une importance plus considérable, provenant précisément du petit nombre de faits. Le médecin doit être mis en garde pour arriver quelquefois à faire surgir la lumière sur la cause de certaines affections de l'œil.

Nous savons, en effet, qu'il faut redouter, surtout après un avortement, l'infection puerpérale, et, sans en arriver à ce degré, que les métrites sont presque la règle. L'introduction des germes septiques dans le torrent circulatoire est favorisée ici non seulement par la plaie utérine, mais aussi par l'atonie des fibres musculaires de l'utérus. Celles-ci se contractent moins énergiquement et surtout plus lentement qu'après un accouchement à terme, et les vaisseaux béants offrent une entrée facile aux micro-organismes.

La possibilité de l'infection étant admise pour certaines affections oculaires, pour les iritis et les irido-choroïdites, par exemple, nous devons nous demander, en présence d'une lésion de ce genre, d'où peut provenir l'introduction des germes. Dans bien des cas, il sera facile de remonter à la cause, mais certaines femmes peuvent avoir intérêt à cacher leur histoire génitale. Il est donc nécessaire que le médecin soit prévenu pour en amener l'aveu et instituer un traitement efficace.

M. le professeur Truc a publié une observation qui met bien en lumière l'importance des lésions causées par l'avortement.

OBSERVATION LXXVIII (Truc, 99).

Avortement au 3e mois ; Irido-choroïdite plastique double consécutive.

Mme S..., 30 ans, élève sage-femme, a toujours été bien portante. Mariée vers 20 ans, elle a eu un enfant. Sa menstruation a toujours été régulière. Veuve depuis plusieurs années, elle s'est trouvée enceinte. Voulant cacher une situation compromettante, elle a pratiqué ou fait pratiquer sur elle l'avortement avec une sonde utérine.

Jusqu'à ce moment, la vision avait été, de loin comme de près, excellente des deux côtés.

L'avortement avait provoqué un peu de métrorrhagie. En quelques semaines tout rentrait dans l'ordre quand les yeux furent affectés. La vue diminuait rapidement, la tête était lourde et il se produisait de la rougeur oculaire. Un médecin, consulté, ordonna quelques lotions chaudes et des laxatifs. Pas d'amélioration.

La vision s'affaiblissant considérablement, la malade me fut adressée.

Je constatai une vision de 1/4 environ pour l'O D et de 1/50 pour l'O G. Des deux côtés on trouvait une irido-choroïdite plastique très caractérisée. Il existait, en effet, de la rougeur conjonctivale bulbaire, un cercle périkératique étendu et serré, une décoloration irienne manifeste et des exsudats pupillaires avec adhérences capsulaires, larges et épais. Les milieux oculaires paraissaient légèrement troubles.

Après une instillation d'atropine, la pupille droite était irrégulière et la pupille gauche, toute déchiquetée, très étroite et obstruée.

Pas de rhumatisme.

Pas de syphilis.

Pas de symptômes blennorrhagiques.

Je prescrivis de l'atropine à hautes doses, de l'iodure, de l'onguent napolitain, une purgation, des tampons chauds humides en permanence.

Convaincu par plusieurs observations antérieures des rapports assez fréquents des troubles utérins avec les affections du tractus uvéal, je dirigeai mon interrogatoire du côté des organes génitaux. La malade me dit d'abord être très bien réglée et n'avoir aucun écoulement. La voyant un peu mal à l'aise devant certaines questions et flairant quelque tromperie, je la pressai assez vivement. Elle me dévoila alors toute son histoire génitale.

Il y avait eu grossesse, métrorrhagie, puis, peu après, début de l'affection oculaire.

Les troubles utérins ont rapidement disparu par un traitement approprié, et en même temps l'irido-choroïdite s'est amendée sous l'influence de l'atropine, de l'hydrargyre, etc. Trois mois après revoyant la malade, l'état utérin est normal et l'irido-choroïdite guérie. Il reste seulement à gauche et à droite, à gauche surtout, quelques adhérences irido-capsulaires. La vision est à peu près normale.

La malade a été revue plusieurs fois depuis. La situation oculaire s'est maintenue excellente.

Quelle est la cause de cette irido-choroïdite double? La malade n'était ni rhumatisante, ni syphilitique; elle a vu sa lésion se produire à la suite d'un avortement; elle a guéri assez complètement et assez rapidement en même temps que les troubles utérins ont disparu.

Je crois à une cause génitale, à une infection oculaire d'origine utérine.

M. le professeur Truc conclut donc à l'origine infectieuse de cette irido-choroïdite. On ne peut guère, en effet, la rapporter à une autre cause. La malade n'était ni rhumatisante, ni syphilitique. Il n'y a pas eu d'hémorrhagie très considérable: par conséquent, l'hypothèse d'une congestion ou d'un trouble circulatoire ne peut satisfaire. Nous avons, au contraire, à noter des manœuvres abortives. Ces manœuvres, pratiquées certainement sans la moindre précaution antiseptique, devaient favoriser l'entrée des germes infectieux. La lésion oculaire ne s'amende aussi que lorsque les troubles utérins ont complètement disparu.

On pouvait penser à une origine blennorrhagique, mais il n'existait pas de symptômes pour confirmer cette opinion.

L'observation n'est pas seulement intéressante au point de vue de l'origine infectieuse de l'irido-choroïdite, elle l'est aussi au point de vue du diagnostic. La malade porte l'attention sur la lésion oculaire, et ce n'est qu'en songeant à la relation qui existe fréquemment avec les troubles utérins, que l'interrogatoire est porté du côté des organes génitaux.

Enfin ce cas est important par la rareté des affections du tractus uvéal, consécutives à l'avortement. Les irido-choroïdites se montrent ordinairement avec les divers troubles menstruels à la puberté, à la ménopause, avec l'aménorrhée et la dysménorrhée ; nous n'avons pu recueillir que deux cas d'irido-choroïdite survenus après un avortement. Ils ont été publiés par Pflüger et Mooren.

OBSERVATION LXXIX (Trad. inéd., Pflüger, 77, *in* S. Cohn, 16, pag. 74).

Pflüger eut l'occasion d'observer une épisclérite avec une irido-choroïdite, chez une femme de 42 ans, sans enfants, qui avait avorté une fois. Deux frère et sœur étaient morts d'une phtisie pulmonaire. A droite, la sclérotique montrait, au-dessus du milieu de la cornée, un foyer d'une largeur de 3 millim., et, au bout de quelques mois, la même affection se montrait sur le même endroit de l'œil gauche. Des inflammations plus violentes de l'irido-choroïdite séroso-plastique se montraient constamment pendant la menstruation et se produisaient avec une tendance à une formation de synéchies sur les deux yeux. A la dernière attaque de cette espèce existait une sensible plus-tension de l'œil droit (T + 1).

OBSERVATION LXXX (Trad. inéd., Mooren, 66, *in* S. Cohn, pag. 68).

Mooren diagnostiqua, chez une femme de 46 ans, par suite d'une dureté du globe, d'une grande limitation du champ visuel et d'un abaissement de l'acuité visuelle jusqu'à Jæger n° 8, une choroïdite glaucomateuse double. L'excavation dont la formation résulte quelquefois après des années, après la cessation des anomalies de la tension, manquait ici aussi. Après un avortement dans les premiers mois d'un mariage contracté jeune, se produisirent des douleurs violentes dans le ventre, ensuite elle éprouvait des fatigues dans les yeux avec de violentes névralgies de l'estomac. Un traitement médical qui fut fait plus tard indiquait, comme source des symptômes réflexes, une antéversion de l'utérus avec des ulcérations superficielles à la portion vaginale, qui fut guérie après un traitement de deux ans. Pendant ce temps, l'état des yeux empirait et se compliqua de douleurs de tête intenses et de bourdonnements d'oreille. En même temps se produisaient de fréquentes défaillances et des insomnies qui l'épuisaient. Après une souffrance de six ans, elle vient en traitement chez Mooren, qui pratiqua une iridectomie des deux côtés. Après ceci, le champ visuel redevint normal ; l'acuité visuelle monta jusqu'à Jæger n° 1 et les douleurs corporelles très tourmentantes, parmi lesquelles prévalaient des douleurs dans le dos et dans le sacrum, avaient aussi disparu.

Les autres parties de l'œil peuvent être affectées à la suite d'un avortement, mais on n'a publié qu'un petit nombre de cas. Il est à remarquer que, dans tous, on a noté une hémorrhagie assez considérable.

« Dans 24 cas d'hémorrhagie utérine qui étaient accompagnés d'un dérangement de la vue, 7 eurent lieu après un avortement » (Cohn, 16, pag. 188).

Il n'est pas dit le genre de lésion auquel on avait affaire.

Dans les quelques cas que nous avons recueillis, il semble cependant que le nerf optique serait le plus souvent affecté. On y relève, en effet, de l'hémiopie, de l'amaurose, de l'atrophie optique. Rarement la rétine participe à l'inflammation.

OBSERVATION LXXXI (Trad. inéd., S. Cohn, 16, pag. 191).

Dans un cas de Gottfried Held (1715), se produisit, chez une femme de 43 ans, un avortement dans le cinquième mois. Après une hémorrhagie de trois semaines devenant toujours plus forte, l'affection des yeux se montrait de telle façon qu'il s'ensuivit d'abord une diminution de l'acuité visuelle, ensuite hémiopie, et enfin une amaurose complète persistante.

OBSERVATION LXXXII (Gendron, 37).

Helding rapporte dans les *Mélanges des curieux de la nature* (Centurie 3, obs. CLXXX) qu'une femme de 43 ans, grosse de quatre mois, ayant avorté à la suite d'un purgatif drastique, avait bu du vin de safran pour amener l'expulsion du placenta. Elle eut une hémorrhagie utérine qui dura soixante et dix jours, éprouva de la faiblesse et de fréquentes lipothymies ; sa vue s'affaiblit de jour en en jour, à tel point que d'abord elle ne vit que la moitié de son mari, puis elle ne vit plus rien ; on ne put constater la moindre altération dans les yeux. Le mal resta incurable.

OBSERVATION LXXXIII (Trad. inéd., S. Cohn, 16, pag. 189).

Landesberg trouva, quarante heures après une hémorrhagie résultant d'un avortement chez une femme de 23 ans, un début de névrorétinite des deux côtés. Plus tard se produisaient des taches blanches en forme de point dans les environs de la macula et des apoplexies de la rétine.

OBSERVATION LXXXIV (Samelsohn, 87).

Une femme âgée de 32 ans éprouve une perte de sang considérable à la suite d'un avortement, au quatrième mois de sa grossesse. Il survient de la fièvre, et, pendant cinq jours, la malade ressent de violentes douleurs dans le côté et dans les oreilles. Cinq à six jours plus tard, au moment où la fièvre et la douleur disparaissent, la vision est subitement abolie dans l'œil droit. État actuel, quatre semaines après la métrorrhagie : — Œil gauche, acuité normale et champ visuel intact. A droite, disparition de toute perception lumineuse, même quantitative. L'examen ophtalmoscopique montre que les milieux sont transparents, la papille optique nettement limitée, blanche dans toute son étendue, les vaisseaux artériels et veineux amincis ; sur l'un d'eux (une veine) se voit une petite ecchymose. Le lactate de fer et les injections de strychnine furent employés sans succès.

OBSERVATION LXXXV (Gendron, 37).

Mme R..., actuellement âgée de 40 ans, a toujours joui d'une excellente santé ; elle n'a eu aucune maladie pendant toute son enfance et sa jeunesse. Elle a été menstruée à 19 ans seulement, assez irrégulièrement d'abord, avec plusieurs mois de retard parfois, mais sans en éprouver aucun autre trouble.

Mariée à 24 ans, elle a eu quatre filles, à 25, 26, 27, puis à 32 ans, deux fausses couches, l'une à 33 ans, l'autre à 38 ans le 22 février 1888.

Lors de cette dernière fausse couche, faite sans cause appréciable et à six semaines seulement, Mme R... eut une hémorrhagie considérable pendant quarante-huit heures. A la suite, il y eut une perte de connaissance qui dura trois jours ; pendant ce temps, la malade divaguait et croyait être enterrée vivante. En effet, peu après le début de cette perte, Mme R... était devenue aveugle, et cette cécité absolue a duré pendant trois semaines. La malade voyait cependant un peu le jour obliquement, mais sans rien pouvoir distinguer, puis la vision est revenue peu à peu et, au bout de trois mois, la malade avait exactement l'acuité visuelle et le champ visuel qu'elle a aujourd'hui. Les notes prises à cette époque aux Quinze-Vingts concordent absolument avec celles que j'ai pu prendre moi-même le 15 mars dernier. La malade, d'ailleurs, nous dit qu'elle n'a pas éprouvé depuis cette époque le moindre changement.

Cette femme présente une atrophie blanche des deux papilles, presque complète à gauche, partielle à droite ; de ce côté, la papille est un peu colorée ; les gros vaisseaux ont leur calibre normal.

De l'œil gauche la malade distingue, en se plaçant très obliquement, les grandes lettres de l'échelle; de l'œil droit, elle voit assez facilement les caractères les plus fins de l'échelle en les mettant un peu de côté En face, comme pour l'œil gauche, il y a un scotome absolu ; la malade ne voit même pas un fort bec de gaz lorsqu'elle le regarde bien en face.

Le champ visuel chez cette femme est surtout intéressant à noter. A gauche, la limite de la partie conservée du champ visuel s'arrête à 5° à gauche de la ligne médiane, sauf au voisinage du point de fixation où cette ligne décrit une demi-circonférence qui reste à 20° environ en dehors de ce centre. Il y a donc pour l'œil gauche une hémiopie gauche, hémianopsie droite. Pour l'œil droit, la moitié supérieure du champ visuel est conservée, et même la ligne de séparation suit directement dans la moitié interne une ligne horizontale passant par le centre de fixation. Mais dans la moitié droite, cette ligne de séparation, à partir du dixième degré, suit à peu près exactement, en dehors et en bas, la ligne 135°. Il y a donc, chez cette malade, hémiopie gauche pour l'œil gauche et hémiopie supérieure pour l'œil droit.

Ce sont les seules observations que nous avons pu recueillir. Quoique peu nombreuses, elles démontrent nettement que les troubles oculaires peuvent survenir à la suite d'un avortement. Il n'est pas nécessaire que l'hémorrhagie soit abondante. C'est un point essentiel à retenir pour arriver au diagnostic, car on peut se trouver en présence de nombreuses difficultés, et le traitement, ainsi que nous le verrons, ne sera efficace qu'en s'attaquant directement à la cause.

c). Affections utérines.

« Ce qui, chez les femmes, doit être toujours le sujet d'une investigation, c'est si des troubles circulatoires ne peuvent pas être attribués à une rétroflexion, à des hypertrophies et tumeurs de la matrice. »

Telle est l'opinion de de Wecker et Landolt (102) à propos de la pathologie oculaire. On rencontre, en effet, de nombreuses lésions de l'œil qui sont en rapport avec les affections utérines. Celles-ci, de quelque nature qu'elles soient, peuvent les provoquer, sans que les parties de l'organe de la vision soient plus particulièrement lésées par tel ou tel trouble de l'utérus. On a affaire à de la névrite optique aussi bien avec la rétroflexion ou l'antéversion de l'utérus qu'avec le prolapsus.

S. Cohn considère que ces troubles oculaires ne sont pas produits seulement par l'affection utérine, mais surtout par la dysménorrhée, qui en dépend, et il les range dans le chapitre de la *dysménorrhée dépendant d'affections génitales*. Sans doute, il faut en tenir compte, puisque nous avons vu qu'elle seule provoquait un grand nombre de lésions de l'œil ; mais, sans négliger aussi complètement les troubles circulatoires provenant de l'affection génitale, nous pensons qu'un autre élément intervient souvent.

Nous verrons, en étudiant la pathogénie, que l'infection joue un rôle important. Or le col de l'utérus est continuellement en contact avec les liquides du vagin, éminemment favorables à la culture des micro-organismes. Qu'il survienne une érosion, une ulcération au col, les germes septiques trouvent une porte d'entrée qui leur permet d'arriver jusqu'à l'œil par le torrent circulatoire.

Dans la plupart des affections utérines, nous pourrons reconnaître cette cause, car elles s'accompagnent de métrite, et plus souvent encore d'ulcérations du col. D'après ces données, nous arrivons à réduire le nombre de lésions qui peuvent occasionner des troubles oculaires et à rapporter ceux-ci aux plaies de l'utérus.

L'hyperesthésie rétinienne est assez fréquente. Elle serait en rapport surtout avec les anomalies de situation de l'utérus et proviendrait, d'après Cohn, d'une action réflexe, produite par des tiraillements et des pressions.

« En première ligne, dit-il, il faut tenir compte de l'effet d'anomalies de situation de l'utérus, qui consiste en tiraillements ou en pressions sur les filets nerveux, qui accompagnent l'appareil génital, et produit alors une participation réflexe des éléments nerveux de l'appareil visuel » (Cohn, 16, pag. 56).

Mooren (56) en observa plusieurs cas.

Dans l'un, l'hyperesthésie rétinienne était provoquée par un prolapsus de l'utérus, résultant du relâchement des ligaments. La malade accoucha quatre fois, et, à chaque couche, la lésion s'aggravait.

Dans un autre, on obtint la guérison après que l'utérus fut remis dans sa situation normale par un pessaire à ressort.

Enfin, chez une troisième malade, le même résultat fut obtenu avec un prolapsus de l'utérus.

Rouquette (85) a observé de la photophobie en rapport avec de la métrite, de l'antéversion et de la rétroversion.

Le rapport entre ces troubles est parfaitement établi par la réciprocité dans la marche de la lésion, s'aggravant ou s'améliorant en même temps. Il est aussi évident, quand les organes génitaux sont le siège d'une excitation. Mooren pouvait constater, chez une femme atteinte de rétroflexion, qu'après chaque coït, la souffrance des yeux augmentait.

Le nerf optique peut être aussi le siège d'une lésion. On a affaire habituellement à de la névrite optique qui peut ne pas aboutir à l'atrophie. Nous la trouvons décrite dans un cas de Nuel.

OBSERVATION LXXXVI (Trad. inéd., Nuel, 72, *in* S. Cohn, 16, pag. 57).

Les forces d'une veuve de 35 ans, mère d'un enfant, s'étaient affaiblies peu à peu depuis des années. Depuis quelques mois, son acuité visuelle avait tellement diminué qu'elle ne pouvait plus se guider seule. L'examen prouvait que l'acuité visuelle droite était entièrement abolie, et, à gauche, la malade pouvait à peine compter des doigts à une distance de 2 mèt. 1/2. Le champ visuel se montrait fortement rétréci et la perception des couleurs presque anéantie. Les deux pupilles, un peu larges, réagissaient lentement à la lumière.

L'ophtalmoscope montrait, à droite, une nuance gris sale, comme une faible infiltration. Les contours de la papille étaient un peu voilés surtout du côté temporal. Les vaisseaux de la rétine semblaient de dimension normale. A gauche, on ne constata qu'une faible hyperémie de la papille.

L'urine était exempte d'albumine et de sucre. En plus des douleurs des yeux, la malade se plaignait aussi de douleurs dyspnéiques et d'angoisses de poitrine, de maux de tête changeant de côté et de sifflements d'oreilles; en plus, de douleurs quelquefois insupportables dans les hanches et le bas-ventre. Il n'existait nulle part d'anesthésie ou de parésie. On ne remarquait pas de symptômes cérébraux, mais l'appétit était à peu près nul. Les organes génitaux étaient anormaux. L'utérus était tellement descendu qu'il reposait avec son corps sur le périnée et montrait une énorme hypertrophie. Le col, allongé, sortait de la vulve et était couvert d'ulcérations.

Après un repos et le placement d'un pessaire, il fut constaté une amélioration marquée après huit jours de bons soins, pendant lesquels on avait employé du fer et de fréquentes irrigations des organes génitaux. Les douleurs disparaissaient, et, avec l'œil gauche, la femme pouvait compter les doigts à une distance de 5 mètres. L'œil droit restait amaurotique et ne montrait aucune altération de l'image ophtalmoscopique. Un mois plus tard, l'acuité visuelle s'était élevée à 18/20, et la perception des couleurs ainsi que l'extension du champ visuel étaient revenues à la normale. On constata aussi une amélioration sur l'œil droit. Elle reconnut les doigts à la distance d'un pied. Le champ visuel restait naturellement bien limité et la perception des couleurs n'était pas revenue. Avec l'amélioration de l'acuité visuelle, disparaissaient en même temps l'amaigrissement et les autres symptômes.

Un an plus tard, l'état général était encore bon, mais l'acuité visuelle gauche était réduite à 5/20 ; elle ne reconnaît plus le rouge, ni le vert, et le champ visuel, à droite et à gauche, était limité très sensiblement, relativement à ce qu'il était auparavant, c'est-à-dire que cette femme s'était débarrassée du pessaire et la matrice était retombée dans la situation première. Le repos ramena de nouveau l'état favorable d'autrefois.

Nous n'insisterons pas sur les troubles provoqués par les affections utérines, car nous retrouvons toutes les lésions que nous avons signalées dans les anomalies de la menstruation. En effet, l'aménorrhée et la dysménorrhée sont bien souvent provoquées par les affections utérines, et, comme nous l'avons déjà dit, on rencontre en même temps de la métrite, des ulcérations du col. Ces dernières sont signalées dans un grand nombre d'observations que nous avons citées, et nous pouvons les considérer comme cause de certaines lésions oculaires, tout autant que les irrégularités du flux menstruel. Du reste, elles peuvent suffire pour les provoquer.

« En dehors des changements de forme et de situation de l'utérus et des inflammations du parametrium, tous les processus primaires peuvent influencer les racines nerveuses, qui, par perte de substance à l'appareil génital, mettent à nu les terminaisons nerveuses. Il s'agit d'exfoliations épithéliales, d'ulcères du col et de processus endométritiques » (Cohn, 16, pag. 60).

A ceci, nous devons faire une réserve. Nous pensons que le plus souvent l'infection intervient, et non l'action réflexe par la mise à nu des extrémités nerveuses.

Nous avons à dire un mot de l'influence des carcinomes utérins sur l'organe de la vision. Elle a été étudiée par Litten (57).

La lésion que l'on rencontre le plus fréquemment avec le cancer de l'utérus est l'hémorrhagie de la rétine. Elle est indépendante du degré d'extension de la dégénérescence carcinomateuse. Ainsi on peut la rencontrer, quoique le col seul soit attaqué, tandis que l'œil peut être intact avec un cancer qui a envahi tout l'utérus.

Litten pense que la lésion a pour base l'état anémique des individus, et il s'appuie sur l'examen des malades.

« Les femmes dont l'examen conduisait Litten au résultat ci-dessus offraient pour la plupart un contraste frappant entre leur embonpoint, par conséquent leur état de nutrition apparemment bon, et la pâleur cadavérique de la peau et des muqueuses avec une teinte jaunâtre. Toutes se trouvaient dans un âge peu avancé. L'examen physique montrait constamment un bruit systolique fort, d'un caractère quelquefois endocardial et quelquefois péricardial, dans le milieu du sternum. Parfois il se continuait jusqu'à la diastole. Avec cela, pas d'hypertrophie du cœur, pas d'arythmie du pouls. Dans quelques cas, les veines du cou étaient très enflées et présentaient des pulsations. Ici, on entendait aussi un bruit systolique au-dessus de la valvule tricuspide. Le sang était partout très rouge clair, sans augmentation de globules blancs. L'autopsie montra constamment une contenance de graisse très forte dans les organes, surtout dans le cœur. Partout le col de l'utérus était détruit par le carcinome » (Cohn, 16, pag. 185).

Nous ne pouvons donc nier un certain rapport avec l'état anémique des malades, mais cet état est-il suffisant pour expliquer la lésion oculaire ? Nous verrons, en étudiant la pathogénie, qu'il faut faire intervenir aussi l'infection.

CHAPITRE IV

Pathogénie.

Avant de passer en revue les diverses théories qui ont été émises pour expliquer les troubles oculaires d'origine utérine, nous avons à faire connaître ce que Grandclément (45) a dénommé *Uvéité irienne*, et ce que signifie la *Vitréite* de Parenteau (74).

Grandclément observa surtout chez des femmes de mœurs régulières, le plus souvent mères de famille, de condition modeste ou pauvre, s'adonnant à un travail quotidien assez pénible, qu'il se produisait sur un œil, au moment de la menstruation, un trouble visuel peu intense, avec accompagnement de points noirs ou de mouches volantes, sans douleur ni rougeur appréciables ou avec un peu de rougeur et de douleur pendant deux ou trois jours. Ces symptômes disparaissaient, puis se renouvelaient quelques mois après sur le même œil, souvent sur l'autre. On trouvait de nombreuses synéchies, et, pendant la crise, un certain trouble de l'humeur vitrée.

Ce n'était plus le tableau de l'iritis franche, et Grandclément considéra qu'il y avait seulement inflammation de la couche pigmentaire postérieure, l'uvée, sorte de séreuse de l'iris. De là l'uvéite irienne, qui rappelle la pleurésie de l'appareil pulmonaire. De même que la plèvre peut être le siège d'une inflammation sans que le poumon y prenne part, de même l'uvée peut être seule intéressée.

La vitréite de Parenteau est le trouble du corps vitré. Ce n'est, en somme, qu'un symptôme apparaissant à divers degrés dans toutes les variétés d'iritis et d'irido-choroïdite, mais pouvant, d'après cet auteur, devenir la lésion principale.

« Il arrive fréquemment que chez les jeunes filles, voire même quelquefois chez les jeunes femmes, il apparaisse seul, ou tout au moins associé à des altérations de voisinage si minimes que la vitréite peut être incontestablement regardée comme la lésion principale. »

Mais, dans ces cas on a rarement l'occasion de l'observer, et, comme il le dit lui-même : « Ce qui tend à la faire souvent passer inaperçue, c'est que, du moins dans ma pratique, j'ai presque toujours vu la vitréite n'affecter qu'un seul œil et que, dans les cas où l'affection était binoculaire, la transparence des milieux de l'un des deux yeux restait suffisamment grande pour que la malade pût continuer à vaquer à ses occupations. »

Nous arrivons donc à ce que nous avons déjà dit, que la lésion oculaire peut se localiser en diverses parties suivant le degré d'intensité. Au point de vue de la pathogénie, cela a peu d'importance.

On a émis un grand nombre de théories pour expliquer les troubles oculaires d'origine utérine. Jusqu'à la publication de Trousseau (98) à la Société d'ophtalmologie en 1890, on ne considérait que deux éléments : la congestion et l'anémie, qui étaient la base des lésions. Aujourd'hui, un autre élément a pris une place importante, et l'infection est considérée comme jouant le principal rôle dans un grand nombre d'affections.

Nous passerons en revue les principales théories.

Au moment de la menstruation, l'ovaire, centre de cette fonction, reçoit un apport de sang plus considérable, qui détermine une excitation sur les nerfs ovariens. Ceux-ci sont en connexion avec de nombreuses branches nerveuses, aboutissant au plexus utérin et aux nerfs sacrés. Les rameaux du sympathique sont aussi en grand nombre. Cette association des organes génitaux avec le système nerveux sacré et le sympathique permet la transmission de l'excitation jusqu'aux points les plus éloignés de l'organisme. Le résultat de cette excitation serait une élévation de la pression du sang, qui existerait constamment avant la menstruation, d'après les recherches de Jacoby et Ott (Cohn, pag. 17).

Rœhrig (84) le constata expérimentalement. La pression, mesurée dans la carotide chez des chiens, montait de 12 à 24 m/m Hg.

Par suite, il se produirait une diapédèse considérable au locus minoris resistentiæ ou une déchirure des parois vasculaires avec une hémorrhagie plus ou moins forte. Cette rupture des vaisseaux est favorisée par l'affaiblissement de l'état général, que l'on rencontre ordinairement avec la dysménorrhée.

« Tous ces états de faiblesse proviennent de l'écart de la normale du mélange de sang. Ceci est d'ailleurs la cause d'une dégénérescence des parois vasculaires à laquelle on peut ramener la plupart des hémorrhagies dans la cornée. Elles sont favorisées par l'élévation de la pression du sang se produisant à la menstruation et sont fréquemment observées dans les dérangements de circulation de l'œil » (Cohn, pag. 44).

Les troubles circulatoires se traduisent principalement par des hyperémies veineuses, qui atteignent souvent le tractus uvéal. On arrive ainsi à expliquer, d'après la théorie de Jacobson (44), les poussées glaucomateuses qui accompagnent dans quelques cas l'irido-choroïdite.

En effet, le processus glaucomateux peut être considéré comme une stase veineuse dans les veines de la partie antérieure de la choroïde avec transsudation dans le canal de Cloquet et le cristallin. Cette hypersécrétion, existant en même temps qu'une diminution de l'écoulement, produit la dureté du globe, et l'excavation de la papille est la conséquence de la pression, ainsi que de la transsudation d'un liquide pathologique, qui est dirigé à travers le canal de Cloquet directement sur la papille.

La congestion oculaire ne serait pas seulement produite par

l'excitation ovarienne survenant au moment de la menstruation. Il peut se produire des pressions ou des tiraillements sur les nerfs du plexus utérin, par exemple dans les anomalies de situation de l'utérus. Il survient ainsi une excitation qui, par action réflexe, agit sur les vaso-moteurs de l'appareil visuel.

D'après Freund, l'inflammation du tissu cellulaire péri-utérin exerce sur les vaisseaux et les nerfs des tiraillements, qui retentissent sur le plexus solaire et, de là, sur le système nerveux de l'œil (Noblot, 71).

Thaon (96) conclut à une névrose réflexe pour l'irido-choroïdite. « Nous nous voyons donc conduit, dit-il, à faire intervenir une névrose réflexe, qui, amenant des troubles dans l'innervation vaso-motrice de l'œil, produirait ainsi certaines lésions de cet organe ».

C'est aussi la théorie émise par Noblot.

Au moment de la menstruation, qui est un phénomène réflexe produit par l'ovulation, il y a apport de sang vers l'utérus. Cette congestion éveille des sympathies nombreuses dans l'organisme. Le système nerveux réagit le premier par suite des relations entre le plexus nerveux ovarien et les autres plexus, ainsi qu'avec le grand sympathique et le centre cérébro-spinal. L'excitation première est produite par le follicule de Graaf dans l'ovaire. Si la stimulation ne produit pas l'afflux sanguin vers l'utérus ou le produit mal, il y aura déviation du but physiologique.

Donc « la pathogénie de ces affections doit être attribuée à une névrose réflexe du grand sympathique, dont l'action se fait sentir sur les fibres de certains muscles et sur la couche des fibres circulaires des petits vaisseaux artériels ».

Pour les lésions de la rétine et du nerf optique, on se base aussi à peu près sur les mêmes données. C'est ainsi que l'hyperesthésie de la rétine a été considérée comme une action réflexe par suite des tiraillements ou des pressions exercés sur les nerfs utérins.

L'hyperémie surtout agirait sur cette partie de l'œil. Mooren (67) rapporte une explication de Fœrster d'après laquelle des hyperémies du nerf optique persistant longtemps ou se renouvelant souvent pourraient devenir la cause d'une atrophie de ce nerf.

Manz voulut constater expérimentalement les effets de la congestion. Connaissant les rapports de l'espace sus-arachnoïdien du cerveau et de l'espace sus-vaginal du nerf optique, qui ont tous deux les caractères d'espaces lymphatiques d'après les démonstrations de Schwalbe, il renforça la pression intra-crânienne, et il constata qu'avec une abondance plus forte de sang du côté du cerveau et des méninges les parties limitrophes de la choroïde participaient à la congestion et il se montrait des hyperémies capillaires de la papille et des enflures, surtout sur les bords, ainsi que des décollements de la rétine. Il n'était pas nécessaire que l'augmentation de pression durât très longtemps (Cohn, 16, pag. 81).

Rumpf (86) avait observé que la lymphe stationnant sur le cylindre-axe des filets nerveux exerce sur ceux-ci une influence décomposante. Il se produit d'abord un gonflement, et, s'il n'y a pas régression, il survient une inflammation du tissu conjonctif, qui aboutit à l'interruption dans la continuité du nerf et finalement à sa résorption.

La congestion oculaire peut être provoquée aussi par des hémorrhagies utérines. En effet, par suite de la perte de sang, le système vasculaire est moins rempli, et il y a abaissement de la pression du sang ; mais il en résulte une gêne dans la circulation veineuse de l'œil. La stase augmente en même temps que la pression intra-oculaire, et aboutit à la rupture des vaisseaux. C'est ainsi que s'expliqueraient les hémorrhagies rétiniennes.

L'anémie peut influencer la rétine comme la congestion. Elle peut être produite par des hémorrhagies ou par l'augmentation de pression des milieux de l'œil. La rétine, que l'on a considérée comme un ganglion étendu en forme de membrane (Cohn, 16, pag. 191), se comporte d'une façon analogue aux centres nerveux. Lorsque la quantité de sang n'est pas suffisante, elle ne réagit plus. C'est ainsi qu'en augmentant la pression intra-oculaire par une pression du doigt sur le globe l'acuité visuelle diminue, de même lorsque le corps se courbe fortement. On peut considérer que le processus est le même dans les troubles utérins. L'anémie est produite, dans les cas d'hémorrhagie, par le vide des vaisseaux et par la pression intra-oculaire plus grande Pour les lésions du nerf optique, on fait aussi intervenir la congestion.

« On ne pourra pas s'empêcher d'accepter, dit Leber (54), qu'il y a quelque chose de vrai dans cette idée courante d'après laquelle, au lieu des congestions physiologiques des organes génitaux, il puisse se produire une accumulation de sang vers d'autres parties du corps par certains dérangements extérieurs ou intérieurs, qui est même capable de s'aggraver jusqu'à un véritable processus inflammatoire. Cette accumulation de sang, que l'on peut expliquer très facilement par un élargissement des petits vaisseaux provenant d'un réflexe, ne se limitera pas toujours rigoureusement au domaine du nerf optique, mais s'étendra plus ou moins loin. Avec ceci s'accorde aussi que la névrite est souvent accompagnée de maux de tête ou de sentiment de chaleur et de bouillonnement vers la tête, parfois même de symptômes cérébraux prononcés, de sorte que la limite de ce processus relativement aux processus méningitiques ne peut pas toujours être tracée rigoureusement, d'autant moins que nous sommes réduits aux observations pendant la vie » (Cohn, 16, pag. 112).

On arrive ainsi à expliquer l'amaurose, dans laquelle on ne découvre aucune lésion du côté de la papille. Elle proviendrait d'une cause centrale ou d'une compression du nerf optique dans la partie rétrobulbaire.

Les auteurs adoptèrent diverses conclusions. Arlt (2) vit la base de l'amaurose après une hémorrhagie dans l'épuisement général. De Græfe (40) qui supposait d'abord une hémorrhagie dans l'intérieur de l'enveloppe du nerf optique, dans le chiasma, acceptait plus tard une névrite rétrobulbaire. De Wecker supposait des altérations pathologiques dans les centres.

Il est certain, en considérant toutes ces hypothèses, que la lésion peut ne pas rester confinée à la partie rétrobulbaire du nerf optique et s'étendre jusqu'à la papille. Elle peut alors rétrograder ou aboutir à l'atrophie.

Samelsohn (82) voulut expliquer la névrite optique par la compression du nerf.

Au moment de la diminution de la quantité de sang, le crâne, qui ne fléchit pas et qui est fermé de façon que l'air ne peut y pénétrer, agit comme une ventouse sur le liquide intra-arachnoïdien. Celui-ci a à remplir les vides, qui sont produits par le vide des vaisseaux, qui dès lors occupent un espace moindre. Il y a donc une plus grande quantité de liquide dans les vaisseaux lymphatiques et les ventricules, qu'avant l'évacuation du sang. Quelque temps après, le sang arrive de nouveau dans le crâne, mais le liquide, accumulé dans les lymphatiques et les ventricules, met plus de temps pour se retirer, et subit par conséquent une forte pression. Il cherche toutes les issues et pénètre dans l'espace intervaginal du nerf optique, décrit par Schwalbe. Il se produit alors une compression et une infiltration séreuse du nerf optique. Les éléments nerveux deviennent incapables de fonctionner et subissent une dégénérescence atrophique plus ou moins rapide.

Cette théorie a rencontré peu de partisans, et Abadie (Samelsohn, 87) la rejette pour deux motifs :

« 1° En supposant même que la lymphe vienne remplacer réellement l'évacuation sanguine qui s'est faite dans le crâne, qu'arrivera-t-il ? Lorsque la pression normale se rétablira dans cette cavité, la lymphe ira reprendre la place qu'elle occupait avant ; on ne voit pas pourquoi elle serait précisément chassée, accumulée entre les gaînes du nerf optique ;

2° S'il en était réellement ainsi, les malades, examinés à l'ophtalmoscope, auraient une papille présentant la forme atrophique consécutive à la neuro-rétinite par étranglement, ce qui n'a pas lieu, puisque Samelsohn a noté dans les observations que les contours du disque optique étaient parfaitement nets. »

Abadie donne l'explication suivante :

Donders a démontré que, lorsqu'on comprime avec le doigt le globe oculaire, le champ visuel se rétrécit, la vision s'obscurcit au fur et à mesure que la pression augmente, et disparaît complètement quand le sang ne pénètre que par saccades (pouls artériel) dans le globe oculaire. Le trouble fonctionnel paraît bien causé par le trouble circulatoire, qui résulte de la différence existant entre la tension intra-oculaire augmentée et la tension intra-vasculaire, qui est restée la même. Si nous supposons que les conditions du phénomène soient changées, de telle sorte que, la pression intra-oculaire restant la même, la pression intra-vasculaire diminue, le résultat sera identique, la quantité de sang qui vient stimuler la rétine sera diminuée. Or c'est précisément ce qui se produit dans les hémorrhagies considérables. La tension vasculaire diminue et n'est plus en rapport avec la tension intra-oculaire.

Telles sont les principales théories émises pour expliquer les troubles oculaires d'origine utérine. Nous ne nous étendrons pas pour arriver à connaître celle qui a le plus de valeur, mais nous devons nous demander si elles sont suffisantes pour élucider la pathogénie de ces lésions.

Évidemment, elles ne nous satisfont pas, et nous devons admettre qu'un autre élément intervient aussi, occupant dans bien des cas la première place. Cet élément est l'infection.

Trousseau (98), qui le premier attira l'attention sur ce point, a parfaitement établi la nature infectieuse de l'*iritis cataméniale*, qu'il décrit dans son observation.

Nous voyons, en effet, que l'iritis reparaît à chaque époque menstruelle, accompagnée d'un hypopyon. Le pus présente à l'examen tous les caractères du pus ordinaire. Or on observe l'intégrité de l'œil après l'accouchement, alors que la malade est soumise à des irrigations vaginales antiseptiques. Donc il y a vraiment une origine infectieuse. Il ne reste plus qu'à savoir si l'apparition de l'iritis était régie par des modifications dans la nature de l'écoulement ou par l'état particulier de la circulation locale et générale pendant les règles, ou bien si les phénomènes épithéliaux et vasculaires de l'utérus favorisent l'absorption des produits septiques.

Gendron (37), soutenant la théorie de son Maître, développe ses idées. Au moment de la menstruation, il se produit une véritable plaie de l'utérus. Celle-ci se trouve en contact avec des germes, qui sont constamment dans le vagin ou qui proviennent d'une métrite. Ainsi les micro-organismes peuvent pénétrer dans le torrent circulatoire et arriver jusqu'à l'œil.

L'observation de M. le professeur Truc (99) vient apporter une nouvelle preuve à la théorie infectieuse. Nous voyons, en effet, l'irido-choroïdite se développer après un avortement, c'est-à-dire en un moment où l'utérus offre une plaie, et le trouble oculaire ne disparaît que lorsque l'état utérin est normal.

Du reste, de Wecker (101) exprime catégoriquement cette idée.

« Actuellement, dit-il, nous pouvons avancer, sans crainte d'être démenti, que toute iritis, de quelque espèce qu'elle soit, dérive d'une infection, et que tout individu porteur d'une iritis doit être envisagé comme atteint d'une maladie infectieuse. Car, dès que nous prenons exclusivement pour guide, dans l'étude des affections inflammatoires, la bactériologie, et que nous érigeons en dogme le principe «sans infection, pas d'inflammation», il faut aussi faire table rase des affections réflexes, des congestions consécutives à une suppression des règles, des troubles circulatoires déterminés par des changements de position et de volume de l'utérus, etc. Ce qu'il reste au contraire à prouver, c'est si, simultanément avec les troubles fonctionnels utérins, nous n'arrivons pas à découvrir un foyer de matières infectieuses, dont une portion entraînée dans la circulation a déterminé dans l'œil — essentiellement apte comme le genou à la rétention et à la fixation des germes — une infection. Nous devons avoir ici présent à l'esprit la contamination de l'organisme par une lésion de la muqueuse de l'urèthre, devenue le siège d'une uréthrite virulente. Et y a-t-il beaucoup d'endroits dans l'organisme aussi aptes à la culture des germes infectieux que la muqueuse qui garnit l'utérus et celle qui tapisse les replis du vagin à l'entour du col ? On arrivera en même temps ainsi à élucider le rapport des recrudescences et des rechutes d'iritis avec la période cataméniale (Iritis cataméniale de Trousseau), car c'est à cette période si propice à l'immigration des germes qu'on verra ainsi se manifester un redoublement des phénomènes infectieux du côté de l'œil. »

Grandclément (41) n'est pas complètement de l'avis de de Wecker. Il reconnaît bien pour cause un micro-organisme spécial, qui n'est ni celui de l'iritis syphilitique, ni probablement celui du rhumatisme, mais il ne pense pas qu'il vienne d'un foyer d'infection caché du côté des organes génito-urinaires de la femme. Ses malades lui ont surtout signalé l'émission d'une très faible quantité d'urine dans les vingt-quatre heures. Peut-être donc font-elles de l'auto-intoxication par l'insuffisance du philtre rénal ; dès lors, les déchets organiques non expulsés iraient s'accumuler sur le locus minoris résistentiæ de leur organisme, qui se trouverait être ici l'œil ou les yeux.

On ne peut pas, de parti pris, rejeter la théorie de Grandclément, mais, en admettant qu'elle soit vraie dans certains cas, on ne saurait l'accepter pour tous. Elle ne satisfait pas, et, dans l'observation d'irido-choroïdite à la suite d'un avortement de M. le professeur Truc par exemple, nous comprenons mieux l'infection par les organes génitaux.

Donc on admet généralement aujourd'hui l'infection dans les troubles oculaires d'origine utérine. Une question se pose ici. Est-il nécessaire que la malade soit atteinte d'une diathèse ?

Un grand nombre d'auteurs répondent par l'affirmative. D'après eux, on rencontrerait toujours des antécédents rhumatismaux. A. Dehenne (22) va plus loin encore, car non seulement il soutient que la diathèse rhumatismale est indispensable, mais il considère que c'est elle qui produit d'abord l'iritis.

Il dit à propos d'une observation qu'il publie :

« Je crois pour ma part que l'explication est aisée. Cette femme avait eu une iritis rhumatismale. Des synéchies s'étaient formées. Tant que les règles avaient été régulières, elle n'avait pas souffert. Vient la perturbation menstruelle, l'iris (locus minoris resistentiæ) s'enflamme, les synéchies (cause mécanique) sont tiraillées, et la poussée d'irido-choroïdite est constituée. Je ne dirai pas que l'état général prime l'état local ; chacun marche de pair, chacun a son importance. »

Cette opinion est trop exclusive, car, si nous passons en revue les observations que nous avons réunies dans les divers chapitres, nous verrons que, dans un grand nombre, on n'a pu noter aucune trace de diathèse. Sans doute il faut tenir compte du rhumatisme et de la syphilis, qui font très souvent de l'œil un locus minoris resistentiæ, mais il faut probablement admettre aussi une autre influence encore ignorée, qui établit une relation intime entre l'œil et les organes génitaux.

Jusqu'ici les auteurs ont eu en vue l'action des germes infectieux sur le tractus uvéal. Les affections du nerf optique et de la rétine doivent aussi être très souvent rapportées à la même cause. De Wecker (102) a, en effet, établi que l'inflammation du nerf optique et son atrophie ne peuvent pas être le fait d'une congestion simple, mais qu'il faut faire intervenir l'infection.

Nous avons vu que Manz avait constaté, par des expériences, qu'en augmentant la quantité de sang du cerveau l'œil participait à la congestion et il se produisait un gonflement et des hyperémies capillaires de la papille.

Deutschmann (de Wecker, 102) reprit ces expériences, mais il eut soin tout d'abord de prendre des précautions antiseptiques. Il injecta dans la cavité crânienne d'un certain nombre de lapins de l'agar-agar coloré avec de l'encre de Chine et parfaitement stérilisé. Il constata quelque temps après, à l'autopsie, que l'*espace intervaginal se trouvait parfaitement rempli ; le nerf optique, ses gaînes et les papilles étaient libres d'inflammation et normaux.*

Il arriva ainsi à la conclusion suivante :

L'exagération de la pression cérébrale, respectivement le remplissage des espaces intervaginaux, tel que les autopsies nous les ont appris à connaître, ne suffisent conséquemment pas pour établir dans les papilles optiques des changements anatomiques durables, bien entendu encore moins pour produire une image ophtalmoscopique qu'on puisse mettre en quelque rapport que ce soit avec la stase papillaire. L'hydropisie des gaînes ne peut donc être envisagée comme cause de la stase papillaire dans le sens de la théorie de la stase.

Ainsi la congestion et la compression ne suffisent pas pour provoquer l'inflammation du nerf optique. Dans quelles conditions l'obtiendra-t-on ? Deutschmann le démontre dans une seconde série d'expériences.

En usant toujours des précautions antiseptiques, il injecte un liquide chargé de germes infectieux. Il obtient alors un résultat tout différent, car il constate de la névrite et de la périnévrite.

Il conclut alors que l'*affection inflammatoire de la papille, qui s'accroît jusqu'à une stase papillaire, n'a rien à faire avec la stase par pression ; elle est l'effet de germes capables d'engendrer une inflammation, germes qui arrivent avec le liquide cérébro-spinal de la cavité crânienne dans les espaces vaginaux, s'arrêtent à l'extrémité bulbaire, s'y fixent et produisent ici leur action infectieuse.*

On peut comprendre les résultats obtenus par Manz en remarquant qu'il n'avait employé aucune précaution antiseptique.

Ainsi nous devons admettre que toute lésion inflammatoire du nerf optique est provoquée par un liquide irritant. Ce liquide ayant des propriétés septiques plus ou moins fortes déterminera tantôt une simple névrite qui rétrogradera rapidement, tantôt une atrophie du nerf.

Dans les troubles utérins, le sang transporte les germes pris aux organes génitaux et vient influencer les diverses parties de l'œil, qui ont un système circulatoire indépendant. Tantôt c'est la portion intracrânienne qui est le siège de l'inflammation, tantôt les portions intra-orbitaire, papillaire et intra-oculaire, tantôt enfin toutes les portions simultanément.

La rétine peut participer elle-même à cette inflammation, et la présence de germes infectieux nous permet de comprendre les hémorrhagies rétiniennes. On ne saurait admettre, en effet, que la congestion seule amène la rupture de parois vasculaires saines. L'explication est aisée, au contraire, si des produits septiques viennent altérer les tuniques des vaisseaux.

Donc, sans rejeter absolument toutes les théories qui ont été émises, nous devons attribuer une large part à l'infection dans les troubles oculaires d'origine utérine.

CHAPITRE V

Diagnostic.

De ce qui précède, nous pouvons conclure à l'importance du diagnostic. En présence d'une lésion oculaire, il est indispensable de reconnaître l'origine utérine pour instituer un traitement efficace et être mis en garde contre la ténacité des troubles.

Dans le plus grand nombre des cas, il sera facile de remonter à la cause. Les malades elles-mêmes attireront l'attention sur l'état de l'utérus, car elles seront frappées de la périodicité de leur affection et de la coïncidence avec les périodes menstruelles. Le caractère périodique pourra aussi être une indication chez des jeunes filles au moment de la puberté, alors qu'il n'y a eu encore aucune apparition des règles.

Mais on n'aura pas toujours ces données. La lésion oculaire peut persister en dehors de la menstruation, subissant seulement des poussées aiguës sous l'influence du flux menstruel. Il sera alors nécessaire d'avoir présent à l'esprit que le trouble peut être entretenu par un état utérin et arriver, s'il est possible, à préciser le diagnostic par l'examen des organes génitaux. On pourra ainsi découvrir fréquemment une affection utérine dont rien ne révélait d'une façon précise la présence aux malades. Chez de jeunes femmes sans antécédents syphilitiques ou rhumatismaux, on trouve une excoriation des lèvres de la matrice, avec une abondante suppuration autour du col.

On peut rencontrer de nombreuses difficultés, lorsque la malade a un certain intérêt à ne pas dévoiler l'état de ses organes génitaux. Si nous examinons l'observation d'irido-choroïdite plastique à la suite d'un avortement provoqué de M. le professeur Truc (99), nous voyons qu'il a fallu pousser très activement l'interrogatoire et avoir la conviction d'un rapport entre la lésion oculaire et un trouble utérin pour obtenir l'aveu de la malade. Cette observation est importante au point de vue du diagnostic, car elle démontre nettement qu'on peut par le trouble de l'œil établir l'existence d'une affection de la matrice.

Il sera relativement facile de distinguer ces lésions de celles qui sont provoquées par la syphilis et le rhumatisme. Les antécédents de la malade ou les accidents actuels mettront sur la voie, sans négliger d'examiner l'état des organes génitaux, car les deux causes peuvent se réunir. Nous avons vu, dans plusieurs observations, des malades atteintes de douleurs rhumatismales qui avaient des iritis ou des irido-choroïdites entretenues par des troubles menstruels; on n'obtenait une amélioration qu'en régularisant la menstruation.

Les difficultés seront plus grandes pour distinguer ces lésions de celles qui sont le résultat d'une infection blennorrhagique. La blennorrhagie, en effet, peut donner lieu à des iritis et à des irido-choroïdites. M. le professeur Truc observait dernièrement une irido-choroïdite chez un jeune homme atteint de rhumatisme subaigu et de blennorrhagie aiguë. On doit donc tenir compte de la possibilité de la présence de gonocoques dans les organes génitaux. L'examen bactériologique des liquides du vagin pourra seul dans quelques cas fixer le diagnostic, mais très souvent on ne pourra mettre en doute l'absence de l'élément blennorrhagique. Il en sera ainsi chez les femmes vierges, et l'on devra incriminer seulement les microbes ordinaires de la suppuration.

CHAPITRE VI

Pronostic.

Le pronostic dépend beaucoup du diagnostic. Si on a bien établi le rapport qui lie les affections oculaires aux troubles utérins, on peut avoir raison de l'affection en s'adressant à la cause. Que la malade soit atteinte d'aménorrhée ou de dysménorrhée, la guérison de la lésion de l'œil surviendra souvent lorsqu'on aura établi ou régularisé le flux menstruel. Sa ténacité est en rapport intime avec le trouble de la fonction cataméniale.

La lésion peut être très bénigne. C'est ainsi que l'abolition complète de la vue peut se produire à la suite d'une suppression brusque des règles, et, dès que l'écoulement sanguin est rétabli, l'acuité visuelle redevient normale. Mais très souvent le pronostic n'est pas aussi favorable. Les récidives se succèdent sans qu'on puisse y mettre un terme, de sorte qu'on est obligé de recourir à un traitement chirurgical dans beaucoup d'affections. La perte complète et définitive de la vue peut en être la conséquence, et, dans le plus grand nombre des cas, si la gravité n'atteint pas ce degré, il reste des lésions qui gênent l'acuité visuelle.

Les ulcères de la cornée, alors même qu'ils n'aboutissent pas à l'infiltration purulente, sont cause habituellement de leucomes. Avec l'iritis, nous voyons la formation rapide de synéchies, qui résistent aux instillations d'atropine. Elles déforment la pupille et tiraillent l'iris, qui ne peut plus fonctionner normalement. Enfin, la névrite optique peut aboutir à l'atrophie.

En somme, le pronostic des lésions oculaires d'origine utérine est sérieux. Les troubles sont très tenaces et en rapport avec l'état de l'utérus, mais il faut tenir compte qu'ils peuvent persister malgré la régularité des fonctions menstruelles, malgré la cessation de la cause. L'examen de l'œil permettra aussi d'en reconnaître la gravité.

CHAPITRE VII

Traitement.

Nous n'entrerons pas dans les détails des divers traitements qui doivent s'appliquer aux lésions de l'œil. Il faut agir localement sur cet organe suivant les moyens thérapeutiques ordinaires, mais seuls ils donneront un résultat négatif ou insignifiant

Une autre indication présente une importance capitale. On doit en première ligne s'attaquer à la cause, car ce n'est qu'après avoir supprimé le trouble utérin, qu'on pourra avoir raison de l'affection oculaire.

« Il est important, dit Sichel (91) au sujet de l'amaurose survenue à la suite de la suppression du flux menstruel, de rappeler à tout prix le mouvement fluxionnaire vers le système utérin. »

En effet, ce moyen seul permettra au traitement local d'avoir de l'efficacité, et dans quelques cas il suffira.

Oursel (73) conclut qu'il faut :

1° Qu'on institue un traitement général, la guérison complète ne pouvant être obtenue que lors du retour d'une menstruation normale ;

2° Que le traitement local, agissant comme palliatif sur les accidents locaux, ne soit pas non plus négligé ;

3° Que le traitement chirurgical vienne en aide dans certains cas pour faire disparaître les causes d'irritation locale et mettre l'œil dans un état favorable pour attendre le résultat du traitement général.

Il n'a en vue que les troubles de la menstruation. Dès lors qu'entend-il par traitement général ? Sans doute celui qui s'adresse aux causes de la dysménorrhée, de l'aménorrhée, l'anémie, la scrofule par exemple. Étant donnée l'origine infectieuse de certaines lésions, il ne sera pas suffisant.

En effet, les troubles menstruels peuvent favoriser l'introduction des germes dans l'organisme; il faut donc régulariser la menstruation. Mais la cause première est dans la présence de micro-organismes autour du col utérin, dans les liquides du vagin. Il faut donc les détruire et rendre, autant que possible, le vagin aseptique; il faut guérir les ulcères du col et toutes les plaies qui fournissent une porte d'entrée aux germes. Que se passe-t-il dans l'observation de Trousseau? Pendant que la malade est soumise à des irrigations antiseptiques, l'iritis ne parait pas, et ne se reproduit que lorsque ces irrigations ont été supprimées.

Donc en présence d'une lésion oculaire, si on établit l'origine utérine, il sera bon d'entretenir toujours l'asepsie des parois vaginales. Peut-être arrivera-t-on à éviter des récidives, qui ne font qu'aggraver l'état de la lésion.

L'état local de l'utérus devra être amélioré suivant les indications.

En même temps, si une diathèse favorise le développement de l'affection oculaire, le traitement général ne devra pas être négligé.

Enfin on instituera un traitement local pour la lésion oculaire.

CHAPITRE VIII

Conclusions.

Nous pouvons tirer les conclusions suivantes de tout ce qui précède :

1° Il existe des troubles oculaires qui sont en rapport avec les divers états physiologiques et pathologiques de l'utérus.

2° Il est important d'établir leur origine pour instituer un traitement efficace.

3° Les lésions oculaires sont d'autant plus tenaces que les troubles utérins persistent plus longtemps.

4° Dans un grand nombre de cas, il faut les attribuer à une infection.

5° Le traitement doit s'adresser : à l'état local de l'utérus et du vagin, à l'état local de l'œil et à l'état général du sujet.

INDEX BIBLIOGRAPHIQUE

1. ALBERTI (Michaël). — Diss. de visus obscuratione a partu. Hallæ, 1732.
2. ARLT. — Die Krankheiten des Augen, III. 1856.
3. ARNETT — Schm. Jarhbr., LXXI.
4. BARTISCH. — Οφθαλμοδουλεια, 1686.
5. BATUAUD (J.). — Des troubles et des affections oculaires d'origine génitale chez la femme. Rev. méd. chir. des maladies des femmes. Paris, 1890, XII. pag. 449-452.
6. Dr BERGER. — Influence des maladies de l'utérus sur l'organe de la vision. Univers médical, 1891, 15 septembre.
7. BLODING. — Zeitschrift für Wiener Aerzte. Feb. 1883.
8. BOCK (E.). — Aussergewöhnlich heftige Sehstörungen während der ersten Menstruationen. Allg. Wien. med. Ztg., 1891, XXXVI, pag. 225.
9. BRIERRE DE BOISMONT. — Traité de la menstruation, 1842.
10. BROWN (Musselburgh). — Gazette des Hôpitaux, 1864.
11. CAUDRON (Virgile). — Des affections du tractus uvéal dans leurs rapports avec les troubles de la vie sexuelle chez la femme. Gazette des Hôpitaux, 1878, pag. 859.
12. CAZEAUX. — Traité de l'art des accouchements, 1867. 7e édition.
13. CHEVALLEREAU. — Sur l'hémianopsie consécutive à des hémorrhagies utérines. France médicale, 23 mai 1890.
14. CHRISTENSEN. — Oftalmologishe Meddelelser. 1, 2, 3. Ugeskr. f. Läg. R. 3, Bd. 27, S. 225, 1879.
15. COCCIUS. — Monatsschr. f. Geburtsk, XXXII, pag. 276.
16. COHN (Salo). — Uterus und Auge. Eine Darstellung der Funktionen und Krankheiten des weiblichen Geschlechtsapparates in ihrem pathogenen Einfluss auf das Sehorgan. Wiesbaden, 1890.
17. COLOSIMO. — Hémorrhagie cutanée et oculaire chez une jeune fille nubile. Annales d'oculistique, 1856, tom. XXXV, pag. 291.

18. Cooke. — Ptosis des deux paupières supérieures coïncidant avec une aménorrhée. London medic. Society, 1855.

19. Costa (P.). — Ottalmia connessa a uno stato fisiologico degli organi genitali femminila. Boll. d'oculist. Firenze, 1889, XI, pag. 153-155.

20. Cunier (Florent). — Amaurose pendant la parturition. Annales d'oculistique, tom. XIX, pag. 133.

21. Daguenet. — Kératite suppurative des deux cornées consécutive à la suppression des règles. Recueil d'ophtal. 1876, pag. 193.

22. Dehenne (A.). — Annales de Gynécologie, sept. 1879.

23. Demours (A.-P.). — Traité des maladies des yeux, 1818.

24. Deniau. — Influence des maladies de l'appareil utéro-ovarien sur le système oculaire de la femme. Revue générale de clinique et de thérapeutique, 1888, 20 septembre.

25. Desmarres. — Traité des maladies des yeux.

26. Despagnet. — Atrophie partielle des papilles. Hystérie; suppression des règles. Recueil d'ophtalmologie, 1882, pag. 36.

27. Deval. — Orgeolet périodique reparaissant à chaque époque menstruelle. Traitement préventif. Guérison. Annales d'oculistique, 1847, tom. XVIII, pag. 269.

28. Dor. — Deux cas d'affections oculaires dépendant des troubles de la menstruation. Recueil d'ophtalmologie, 1884, pag. 164.

29. Dr Eastlake. — Amaurose consécutive à la parturition. The Lancet, 1863, pag. 606.

30. Finkelstein (L.-O.). — On sensory disorders in diseases and on changes of the field of vision in menstruation. Dissert. Petersburg, 1887, Ophtalmic Review, VI, n° 73, 1887.

31. — Étude sur le champ visuel dans les névroses et pendant la période menstruelle. The Lancet, 4 juin 1887. Recueil d'ophtalmologie, 1888, pag. 116.

32. Galezowski (Xavier). — Amaurose cérébrale double due à la suppression de l'époque menstruelle. Guérison. Gazette des Hôpitaux, 1864, mars, n° 35.

33. — Aperçu sur les atrophies de la papille du nerf optique et sur leur étiologie. Recueil d'ophtalmologie, 1872.

34. — Sur les altérations oculaires des femmes enceintes. Recueil d'ophtalmologie, 1874, pag. 365.

35. GALEZOWSKI. — Des affections oculaires consécutives à la suppression des règles. Recueil d'ophtalmologie, 1875.
36. — Traité des maladies des yeux, 3e édition, 1888.
37. GENDRON (Émile). — Étude sur quelques cas d'affections oculaires d'origine utérine. Thèse de Paris, 1890.
38. GORGEON. — Rapports pathologiques de l'œil et des organes génitaux. Thèse de Paris, 1880.
39. DE GRÆFE. — Arch. f. Opht. II, 1, pag. 222.
40. — Arch. f Opht. VII und XII.
41. Dr GRANDCLÉMENT. — Uvéite irienne. Recueil d'ophtalmologie, 1891.
42. GUÉPIN fils. — Hémorrhagie de la chambre antérieure supplémentaire du flux menstruel. Annales d'oculistique, 1861, tom. XLVI, pag. 227.
43. HECKER und BUHL. — Klinik der Geburtskunde.
44. JACOBSON (J.). — Beziehungen der Veränderungen und Krankheiten des Sehorgans zu Allgemeinleiden und Organerkrankungen. Leipzig, 1885.
45. JOBERT. — Schm. Jahrb., XCIII, pag. 203.
46. JOACHIM (O.). — Ueber periodische oculomotoriuslähmung. Deutsc. Arch. f. Klin. Med., Bd. XLIV, pag. 185.
47. JUENGKEN. — Die Lehre von den Augenkrankheiten, 1832.
48. JUNGMANN. — Schm. Jahrb., XXVII, pag. 227.
49. R. J. Mc KAY. — Eye diseases from suppression of menses. American Journal of medical Science, 1882.
50. KNAPP. — Contribution à l'histoire clinique de l'irido-choroïdite métastatique (métrite aiguë). Transact. of the Americ. ophth. Soc., 26 juillet 1892.
51. KOHN. — Amblyopie sans lésion, suite d'aménorrhée. Recueil d'opht., 1875, pag. 176.
52. KRAUS. — Allg. Wiener med. Zeitschrift, 1861, pag. 387.
53. KUESTNER. — Berl. kl. Wochenschr., 1875, pag. 583.
54. LEBER. — Die Krankheiten der Netzhaut und des Sehnerven. Handbuch von Græfe-Sæmisch, VIII.
55. LERAT. — Essai sur certaines lésions de nutrition de l'œil liées à la menstruation. Thèse de Paris, 1878.
56. LEVER. — Sur quelques désordres du système nerveux qui accompagnent la grossesse et la parturition. Annales d'ocul., XIX.

57. LITTEN (M.). — Ophtalmoskopische Details bei Uteruscarcinom. Berliner klinische Wochenschrift, 1881, n° 1.

58. LORING. — Une nouvelle indication de l'accouchement prématuré. Lyon médical, 1883, n° 44.

59. LUTZ (Georg.). — Augenerkrankungen während der Gravidität und im Puerperium. Dissert. Tübingen, 1882.

60. MACHEK. — Revue générale d'ophtalmologie, 1881, pag. 479.

61. MAILHOT. — Perte de la vue à la suite de suppression brusque des règles. Journal de méd. chir. et pharm., avril 1763.

62. MÉTAXAS (G.). — Des troubles oculaires dans la grossesse et l'accouchement. Thèse de Paris, 1882.

63. MÉTAXAS (Thémistocle). — Des troubles oculaires pendant la grossesse et l'accouchement. Recueil d'ophtalmologie, 1883, pag. 569.

64. MEYER (P.-J.). — Die Veränderungen des Blutes in der Schwangerschaft. Dissert. Leipzig, 1887.

65. MIDDLEMORE. — Schmidt's Jahrbücher, XV, pag. 377.

66. MOOREN. — Gesichtsstörungen und Uterinleiden. Archiv für Augenheilkunde, 1881, pag. 519.

67. — Ophtalmiatrische Beobachtungen, 1867.

68. MORGAGNI. — De sedibus et causis morb. op. 13, n° 6, 1766.

69 MORSE (C.-S.). — De l'asthénopie liée aux affections utérines. N-York-med. Journal, janvier 1887.

70. NAGEL. — Centralbl. f. Augenheilk, 1881, pag. 230.

71. NOBLOT (P.-A.). — Essai sur les affections oculaires liées à la menstruation. Th. de Bordeaux, 1889.

72. NUEL. — Des amblyopies réflexes. Wecker et Landolt : Traité complet d'ophtalmologie. Paris, 1880.

73. OURSEL (Léon). — Contribution à l'étude des affections oculaires dans les troubles de la menstruation. Th. de Paris, 1885.

74. PARENTEAU. — L'iritis et l'irido-choroïdite liées aux affections utérines (de la vitréite). Compte rendu du Congrès international d'homœopathie. Paris, 1889.

75. PARGOIRE (P.). — De la menstruation en pathologie oculaire. Thèse de Paris, 1892.

76. PECHLINUS (J.-N.). — Observationum physico-medicarum libri III. Hamburg, 1691.

77. PFLUEGER (E.) de Berne. — Neuritis optica. Græfe's Archiv f. Ophtalmologie, Bd. XXIV, II.

78. Puech. — De l'influence de la menstruation sur l'apparition d'accidents oculaires. Archives d'ophtalmologie, 1889, pag. 410.

79. Rampoldi (R.). — Rapporti morbosi existenti fra l'apparato sessuale e il visivo. Milano, 1881.

80. Ranschoff. — Periodisch wiederkehrende Hornhauterkrankung im Zusammenhange mit Störungen des Allgemeinbefindens. Klin. Monatsbl. f. Augenheilk. Von Zehender, 1889, Juni.

81. Rausohoff. — Affection de la cornée revenant périodiquement en rapport avec des troubles de l'état général. Klin. Monatsbl. f. Augenheilk. Annales d'oculistique, tom. CII, pag. 255.

82. Reuling (G.-C.-O.). — A case of retrobulbar neuritis with only quantitative perception of light ending in the restoration of perfect vision. N.Y. med. Journal, 1877, pag. 393.

83. Ringland. — Amaurose survenue pendant la parturition. Annales d'ocul., 1848, tom. XIX, pag. 123.

84. Roehrig (H.). — Experimentale Untersuchungen über die Physiologie der Uterinbewegungen. Virchow's Archiv, Bd. 76, 1.

85. Rouquette. — Troubles visuels symptomatiques d'affections utérines. Thèse de Montpellier, 1881.

86. Rumpf. — Untersuchungen aus dem physiologischen Institut der Universität Heidelberg, Bd. II, H. 2.

87. Samelsohn. — Ueber amaurosis nach Hœmatemesis und Blutverlusten anderer Art. Arch. f. Opht., 1872. Revue des sciences médicales, 1873, tom. I, pag. 939.

88. — Ein Fall absoluter Amaurose nach plötzlicher Unterdrückung des Menstrualflusses. Berl. klinische Wochenschrift, 1874, n° 27-30. Revue des sciences médicales, 1875, tom. V, pag. 701.

89. Santesson. — Amaurose survenue pendant huit grossesses consécutives. Journal de médecine et de chirurgie, 1849, tom. XX, pag. 38.

90. Schoeler. — Jahresbericht der Augenklinik. Berlin, 1881.

91. Sichel. — Traité de l'ophtalmie.

92. Skorkowski et Kofminski. — Medycyna, 1877, n° 20.

93. Spengler. — Monatsschrift f. Geburtsk, XXV, pag. 61.

94. Szily (A.). — Vorübergehende Erblindung im Wochenbet. Centralbl, f. praktische Augenheilkunde. Juni, 1882.

95. TEILLAIS. — De quelques hémorrhagies oculaires pendant la grossesse. Annales d'oculistique, XCV, pag. 213.

96. THAON (A.). — Affections oculaires liées à la menstruation. Thèse de Paris, 1879.

97. TRNKA DE KRZOWITZ. — Historia amauroseos. Vienne, 1781.

98. TROUSSEAU. — Irido-choroïdite cataméniale. Recueil d'ophtalmologie, 1890, pag. 349.

99. TRUC (H.). — Contribution à l'étude des rapports morbides de l'avortement et des affections oculaires. Irido-choroïdite plastique consécutive à un avortement provoqué. Nouveau Montpellier médical, 26 mars 1892.

100. WACH. — Schm. Jahrb., CXXXV, pag. 306.

101. DE WECKER. — Iritis métritique. Semaine médicale, 29 avril 1891, nº 22, pag. LXXXVI.

102. DE WECKER ET LANDOLT. — Traité complet d'opht., 1888.

103. WENGLER. — Beiträge zur Augenheilkunde Journal für Chirurgie, VIII, 4, 1848; IX, 1, 1849.

104. WINCKEL. — Berichte und Studien aus dem Königlich Sächsichen Entbindungsinstitut in Dresden, 1876.

TABLE DES MATIÈRES

Introduction........ 3

Chapitre premier. — Historique........ 7

Chapitre II. — États physiologiques de l'utérus........ 10

a. Menstruation normale........ 10

b. Puberté........ 22

c. Ménauposo........ 43

d. Grossesse........ 53

e. Accouchement........ 61

f. État puerpéral........ 63

Chapitre III. — États pathologiques de l'utérus........ 71

a. Menstruation anormale........ 71

b. Aménorrhée........ 72

c. Dysménorrhée........ 97

d. Avortement........ 116

e. Affections utérines........ 124

Chapitre IV. — Pathogénie........ 129

Chapitre V. — Diagnostic........ 142

Chapitre VI. — Pronostic........ 144

Chapitre VII. — Traitement........ 146

Chapitre VIII. — Conclusions........ 148

Index bibliographique........ 149

MONTPELLIER. — TYPOGRAPHIE ET LITHOGRAPHIE CHARLES BOEHM.

www.ingramcontent.com/pod-product-compliance
Ingram Content Group UK Ltd.
Pitfield, Milton Keynes, MK11 3LW, UK
UKHW012037240726
13965UKWH00003B/859

9 782013 595964